トータルケアで進める

子どもの摂食嚥下サポートガイド

「食べる」を育む 40 のポイント

著 田角 勝
さぽーとぴあ診療所長・
昭和大学医学部小児科学講座客員教授

診断と治療社

著者プロフィール

田角　勝

1978 年　昭和大学医学部卒業
1978 年　昭和大学医学部小児科前期助手
1980 年　関東労災病院小児科
1981 年　神奈川県立こども医療センター神経内科
1983 年　昭和大学医学部小児科助手
1988 年　昭和大学医学部小児科講師
1997 年　せんぽ東京高輪病院小児科部長
2003 年　都立北療育医療センター城南分園園長
2005 年　昭和大学医学部小児科助教授
2006 年　昭和大学医学部小児科学講座教授
2018 年　大田区立障がい者サポートセンター B 棟管理者・さぽーとぴあ診療所長
2020 年　たつのシティタワークリニック（開院予定）
　　　　　昭和大学医学部小児科学講座客員教授

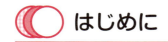
はじめに

　赤ちゃんの食事は，生まれてすぐに母乳を飲むことから始まります．そしてその後の経験により自分で食べるための食行動と機能を獲得します．乳幼児にとって食べることは生活の中心であり，親にとって食べさせることが育児の中心になります．食事は栄養摂取であるとともに，食べるという楽しい経験を通して，運動機能，感覚機能，コミュニケーションや社会性などの発達が促されます．

　食事は生きていくために欠かせないものであり，食事をおいしく食べられるかどうかは，健康のバロメータになります．その食べる機能に困難が生じた場合は，コミュニケーションや社会性を学ぶための"食事の時間や場所"が奪われる可能性もあり全ての生活に影響します．そのため支援においては，食べる機能の障害だけではなく生活や育児を含めて考える必要があります．

　食べる機能に障害がある子どもを支えるためには，原因，病態，合併症や全身状態の把握もしなければならず，医療や生活面の対応に大変な苦労と努力を要します．そこには多くの職種が関わり，専門性やチーム医療が考えられ，摂食嚥下リハビリテーションとしての対応が広く行われています．しかしこのような中で，いつの間にか少しでも多くの食物を子どもに食べさせるための戦いになっている状況もみてきました．食事がそのような時間や場所となっては，よい結果が得られるはずがありません．

　そこで考えるべきことは，子どもの食行動を考えて支援する"トータルケア"です．トータルケアは食行動の原点にある"食事を楽しく，自分で食べる"ということを引き出すための支援です．

　このような考えから，2013年に「子どもの摂食嚥下リハビリテーション」を執筆しました．しかし，トータルケアに基づいた考え方の支援は十分に浸透しているとはいえません．こうした現状をふまえて，子どもの食行動から食べる機能の発達を促す支援について新たに整理するとともに，最近の知見を加えて改訂しました．本書では，正常の発達や離乳食の話も多くあり，繰り返し説明しているところもあります．読む人によっては，当たり前と感じるかもしれませんが，あえて書くのはそのようなことが食行動を踏まえたトータルケアに欠かせないと考えるからです．反対に訓練法について知りたいという人にとっては，内容が不十分と思われるかもしれません．それは本書が乳幼児の食事は訓練ではなく，食行動から食べる機能を引き出すことと考えているからです．

　筆者としては，本書をさまざまな職種の方々に参考にしていただければと考えています．そして，子どもの食行動を考えることが，一人ひとりの子どもへの支援につながってほしいと思います．

2019年8月

田角　勝

Contents

はじめに ———————————— iii

A　トータルケアの考え方

ポイント 1　トータルケアについて理解しよう ———————————— 1

ポイント 2　トータルケアで大切なことを覚えておこう ———————— 4

B　食べる機能の獲得と栄養・食行動

子どもの成長・発達

ポイント 3　食べる行動と機能の獲得を理解しよう ————————— 6

Column ①　子どもの発達と指しゃぶり ——————————————— 11

ポイント 4　乳児期の摂食嚥下機能の発達過程を理解しよう ————— 12

Column ②　おしゃぶり ——————————————————————— 15

ポイント 5　哺乳から離乳への進め方を知ろう ————————————— 16

Column ③　電解質バランス ———————————————————— 23

ポイント 6　口腔内の構造の発達を理解しよう ————————————— 24

ポイント 7　基礎疾患を理解して発育を評価しよう ——————————— 26

栄養

ポイント 8　栄養摂取基準を知り，栄養について理解しよう ————— 29

Column ④　水分の必要性と水分補給 ——————————————— 35

ポイント 9　重症心身障害児の栄養必要量と注意したい点を知ろう —— 36

食行動

ポイント 10　おいしく食べるための要因を理解しよう ————————— 40

Column ⑤　幼児期の間食 ————————————————————— 43

ポイント 11　食欲のメカニズムを理解しよう ————————————— 44

ポイント 12　食行動を引き出すために腸内環境を整えよう ————— 47

ポイント 13　脳でコントロールされる摂食嚥下を理解しよう ———— 51

ポイント 14　食行動の発達と食習慣について理解しよう ————— 54

ポイント 15　食事にかける時間の重要性について理解しよう ———— 58

ポイント 16　食事（食生活）に影響するさまざまな要因を理解しよう —— 60

ポイント 17　食行動の確立に重要なことを知ろう ———————————— 63

| ポイント **18** | 食物の好き嫌いを理解しよう | 67 |
| Column ⑥ | 味覚と咀嚼の発達 | 70 |

C 摂食嚥下障害の原因

ポイント **19**	子どもと大人で異なる摂食嚥下障害を理解しよう	71
Column ⑦	よだれ（流涎）とその対応	72
ポイント **20**	摂食嚥下障害の原因によって異なる対応を知ろう	73

D 摂食嚥下障害の評価と具体的な対応法

ポイント **21**	食べる機能を評価しよう	78
ポイント **22**	嚥下造影検査・嚥下内視鏡検査について知ろう	82
ポイント **23**	胃食道逆流症の評価と対応について知ろう	88
ポイント **24**	経管栄養と胃ろうについて知ろう	94
ポイント **25**	誤嚥性肺炎を予防しよう	99
ポイント **26**	口腔ケアの必要性とその方法を理解しよう	105
Column ⑧	口腔ケアとしての歯磨きの確立	108
ポイント **27**	食べる姿勢と介助の方法について理解しよう	109
ポイント **28**	色々な食形態を経験させよう	112
Column ⑨	自分で食べることを学ぶ乳児期の食形態	116
ポイント **29**	食具の選択と自分で食べる機能を育てることの大切さを理解しよう	117
Column ⑩	歯ブラシの選び方と歯磨きペーストの使い方	122

E 基礎疾患・合併症とリスク管理

ポイント **30**	全身状態の問題や呼吸障害がある場合の対応を理解しよう	123
Column ⑪	異常呼吸の種類	126
ポイント **31**	フロッピー（筋緊張低下）インファントへの対応法を理解しよう	127
ポイント **32**	摂食嚥下障害をきたす染色体異常や先天異常を知ろう	129
Column ⑫	小児外科疾患と摂食嚥下障害	136
ポイント **33**	重症心身障害児の合併症への対応を理解しよう	138
ポイント **34**	行動・心理的問題による乳幼児食行動発達障害について理解しよう	144
ポイント **35**	薬物と摂食嚥下障害の関係を理解しよう	150
Column ⑬	薬物投与の工夫	152

| ポイント 36 | 摂食嚥下障害のリスク管理について理解しよう ——————— 153 |

F トータルケアとしての摂食嚥下障害の対応

ポイント 37	トータルケアの基本的な考え方のまとめ ———————————— 158
Column ⑭	トータルケアからみた食環境・食内容，訓練法の概要と注意点 ——— 161
ポイント 38	摂食嚥下障害の支援を行うための準備をしよう ——————— 163
ポイント 39	摂食嚥下障害への対応の開始時期と目標設定を理解しよう ——— 166
ポイント 40	摂食嚥下障害への支援をどのように行うか理解しよう ———— 168
Column ⑮	チームアプローチとその問題点 ———————————————— 176

Index ———————— 178

ポイント 1 トータルケアについて理解しよう

Essence

- ☑ 子どもの摂食嚥下機能は，成長の過程で発達が促される．
- ☑ 発育期の摂食嚥下機能の特徴を考慮した対応が必要である．
- ☑ 基礎疾患・合併症や全身状態を考えた対応が必要となる．
- ☑ 子どもの発育をみながら摂食嚥下機能を考えるトータルケアが必要となる．

子どもの摂食嚥下障害の把握

　子どもの摂食嚥下障害に気づき，それに対応することは，その子どもの将来にも影響を及ぼす大切なことです．では，子どもの摂食嚥下障害に気づき，対応するためにはどうすればよいのでしょうか．そのために必要な基礎知識を表1にまとめました．子どもの摂食嚥下障害の把握は，子どもの発育の過程を追うことと同じといってもよいでしょう．

子どもの摂食嚥下障害にはトータルケアで対応を

　子どもの摂食嚥下障害には，成長・発達部分が関係しており，小児期の特徴を理解したうえでの対応が求められます（表2）．子どもの摂食嚥下障害は，出生時あるいは乳児期早期から存在することが多く，発育や子育てと密接に関係します．また，摂食嚥下障害のある子どもは基礎疾患があり，全身状態の問題や合併症を認めます．そして，重症児が多く，対応は長期にわたります．それぞれの基礎疾患・合併症への対応は異なり，複雑に絡み合います．そして摂食嚥下障害がある子どもの介護（介助）の中心は保護者であるため，育児に対する理解が必要になります．

　摂食嚥下障害がある子どもへの対応は，摂食嚥下機能やその障害をみるだけでは不十分であり，子どもとの信頼関係，発育・栄養，意欲・食欲，基礎疾患・合併症や全身状態，摂食嚥下機能を総合的に評価しトータルケアを考えることが不可欠になります（図1）．

A　トータルケアの考え方

表1　子どもの摂食嚥下障害の対応に必要な基礎知識

- 子育てと生活
- 発育(成長・発達)
- 母乳,哺乳,離乳
- 栄養
- 基礎疾患と合併症
- 口腔の構造・機能発達
- 摂食嚥下機能の障害

表2　子どもの摂食嚥下障害の特徴

- 出生時あるいは乳児期早期から問題を持つ
- 発育期にあたり,子育てと密接に関係する
- 基礎疾患や全身状態の問題,合併症を認める
- 重症児が多く,対応は長期にわたる
- 保護者(親)が介護(介助)の中心である

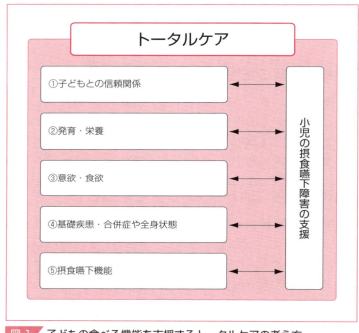

図1　子どもの食べる機能を支援するトータルケアの考え方

子どもの発達過程とともにある摂食嚥下機能

　子どもから始まった摂食嚥下リハビリテーションは高齢者に広がり,今日では摂食嚥下障害の論議は成人を中心になされることも多くなりました.成人と子どもでは相違が大きく,その理解が必要です.最大の違いは,高齢者は退行期であり,子どもは発育期にあることです(p.71 ポイント19 参照).したがって,高齢者の摂食嚥下障害においては現状維持もしくは元の状態への回復が目標となりますが,子どもでは発達を促すことが必要となります.

栄養の配慮は常に必要

　子どもの体は発育期にあたります.したがって,発育に必要な栄養について必ず考慮しなければなりません.現在の状況を維持していくための栄養と,成長のための栄養が必要となり,

栄養必要量，栄養バランス，ビタミン・ミネラルや微量元素などの要素を考えた対応が求められます．

基礎疾患・合併症や全身状態の評価も不可欠

すべての症例において，摂食嚥下障害の病態とともに，基礎疾患や合併症を考えた対応をしなければなりません．基礎疾患が，摂食嚥下機能障害の直接の原因になる場合としては，口腔形態の異常や神経学的な異常があります．また感染症などによる発熱からの体調不良や，呼吸障害や心疾患などの合併症や栄養状態などによっても摂食嚥下機能は低下します．したがって，基礎疾患・合併症や全身状態を評価することは，摂食嚥下障害に対応するために不可欠です．

子どもの生活と摂食嚥下障害をよく知る

食事は，子どもにとっては生活の中心であり，保護者にとっては育児の中心です．また，食べること自体が，コミュニケーション能力や社会性などを獲得していくために重要です．このため，摂食嚥下障害があると，食事というコミュニケーションや社会とのつながりの時間や場所に影響する可能性があります．また，保護者にとって，食事は最も重要なことであり，食事がうまくいかないことは親子関係においても非常にストレスがかかる状況となります．そのため，子どもの摂食嚥下障害に関わる人は，育児に対する相談ができることも重要です．

食べる意欲を育てるトータルケアを

摂食嚥下障害のトータルケアにおいて最も重要なことは，食欲や自分で食べる意欲を考えることです．生命維持や成長のための栄養，そして安全への配慮をして，食行動の発達を基盤として，摂食嚥下機能を考えます．

子どもの摂食嚥下障害においては，さまざまなことを考慮しなければならないにもかかわらず，摂食嚥下障害という狭い範囲の対応や治療法ばかりに目がいくことが多くみられます．摂食嚥下障害への対応は，障害について考えるだけでは不十分であり，トータルケアという考え方が重要となります．これはチーム医療という言葉では十分に置き換えることはできず，対応するすべての人たちが子どもと摂食嚥下障害の全体について知識を深めていくことが必要です（p.176 Column ⑮ 参照）．

> **ポイント 2**
>
> # トータルケアで大切なことを覚えておこう

Essence

- ☑ 障害だけをみることにならないように注意する.
- ☑ 何が摂食嚥下障害に最も影響を及ぼしているのかを把握する.
- ☑ 発育(成長・発達)の評価, および栄養評価は必須である.
- ☑ 基礎疾患の経過予後を含めた摂食嚥下機能の評価が大切である.

多職種でトータルケアの共有を

摂食嚥下障害への対応においては, 障害だけに注目していてはよい結果を得ることはできません. 総合的にみることが重要であり, それには基礎疾患, 全身状態(特に呼吸・循環など), 栄養, 行動, 社会性, 親子関係など, 全体を理解したうえでの対応が大切です. すなわち, 摂食嚥下障害に関わる人すべてが, トータルケアの基本的な考えについて共通の認識を持つ必要があります. そのためには子どもの生活や基礎疾患も含めた治療全体の中に, 摂食嚥下障害の支援を組み込む必要があります(p.2 ポイント1 図1 参照).

何が摂食嚥下障害に最も影響を及ぼしているのか

子どもが食べないことで来院した場合は, 摂食嚥下障害と考えて対応しますが, 食べられない理由は多岐にわたります. "食べられない"という問題の原因は, 直接の摂食嚥下機能の障害だけではありません. 食べる機能ばかりに注目して相談に乗れません.

例えば, 基礎疾患が重大なときはまずその疾患への対応が必要であり, 今は摂食嚥下障害に対応する時期でないと判断する必要があります. それは, 摂食嚥下障害への支援が必要ないという意味ではありません. 食べる機能ばかりでなく, 発育全体, 子どもの病気など, すべてを見わたす必要があるということです. それぞれの子どもにおいて, 摂食嚥下障害がどのような位置にあるのかを把握しないと対応の方向性を誤ります.

基礎疾患の治療と摂食嚥下障害を切り離さない

摂食嚥下障害がある場合の多くは基礎疾患があり, それが障害に関与しています. 摂食嚥下障害は疾患名ではなく, 基礎疾患に合併する症状や状況を表す言葉です.

基礎疾患が重要であるにもかかわらず, 主治医(小児科医)が摂食嚥下機能療法を担当者に依頼するだけになり, 主治医と摂食嚥下障害の関わりが薄くなってしまうという誤った方向にいくこともあります.

主治医の関わりはトータルケアにおいて重要であり, 呼吸障害や栄養・誤嚥などの問題の対応においては, 特に主治医との連携が重要です(p.176 Column ⑮ 参照).

摂食嚥下障害はすべて複合的要因からなる

摂食嚥下障害には基礎疾患があるため，そのことを理解したうえで対応する必要があります．そして摂食嚥下障害は複合的要因からなり，摂食嚥下障害への対応では常に総合的にみる必要があります．摂食嚥下障害の一面だけを見て全体を見わたさないと，適切な支援は難しくなります．

内科的には，呼吸器，循環器，感染症，栄養，神経，精神など，さまざまなことが関わります．外科疾患では，摂食嚥下障害は小児外科疾患に伴うこともあり(p.136 Column ⑫ 参照)，耳鼻咽喉科的・口腔外科的基礎疾患と関連します．簡単にいかないのが，小児期の摂食嚥下障害といえます．

子どもの行動と生活をしっかりみるトータルケアの重要性

子どものケアにあたっては摂食嚥下障害に対する知識だけでは不十分です．育児，小児保健，発育（成長・発達），さらには療育，教育などに関する知識も必要となります．そのうえで摂食嚥下障害への支援を行う必要があります．

摂食嚥下障害について習熟していても，マニュアル通りにいかないことはいくらでも経験します．そのようなときにも，私たちは摂食嚥下障害がある子どもたちに何をするべきか，しっかり見据えていることが大切です．それは，子どもたちの背景，すなわち子どもの生活全般をみていくことです．家族が果たす役割の重要性はいうまでもありませんが，そのようなことも含めて対応する必要があります．摂食嚥下機能を通して，子どもの行動全体，あるいは生活をみることが重要であり，食べることの意味をしっかり考える必要があります（表1）．

表1　生体にとって食べることとは
• 欲求満足：食欲，楽しみ，社会性・コミュニケーションなど
• 生命維持：栄養，成長・発達，健康
• 生体防御（安全）：誤嚥，危険物（中毒，腐敗）など

子どもの成長・発達

ポイント 3 食べる行動と機能の獲得を理解しよう

> **Essence**
> ☑ 食べる機能には，生まれつき持っている機能と生後に獲得する機能がある．
> ☑ 子どもは5〜6か月頃から自分で食べるようになる．
> ☑ 食べる行動の発達は，食べさせてもらうことから，自分で食べることへの移行である．
> ☑ 経験によって行動と機能を獲得し発達する．

食べる行動と機能は総合的に発達する

　子どもが哺乳から大人と同じ食物が食べられるようになるのは，年齢に応じて行動と機能を獲得していくからです．食べる行動と機能の獲得は，口や咽頭の筋力が増すことではありません．各部位の協調した動きができるようになることで，それは脳の発達といえます．例えばテニスで，ボールを打ち返すことが上手になることは，筋力がつくことではなく，ラケットを振るタイミングや方向，スピードなどが適切にコントロールできるようになることと同じです（図1）．

　子どもの食べる行動と機能を考えるには，子どもの発達全体を考える必要があります．それには粗大運動，微細運動，社会性やコミュニケーション能力・言語能力などが含まれます．このような発達の評価として，乳幼児ではさまざまなスクリーニング検査が用いられています．このなかから改訂日本版デンバー式発達スクリーニング検査（Revised Japanese Version of Denver Developmental Screening Test：JDDST-R），津守・稲毛式乳幼児精神発達質問紙，遠城寺式乳幼児分析的発達検査表における食べる行動と機能に関する項目を表1に

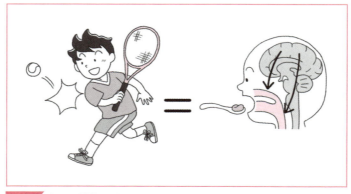

図1　食べる機能と脳の関係性
食べる機能は運動（テニスのボールを打ち返すことなど）と同じように脳に支配され，経験することによって脳が育つ．

示します．ここで特に注目したいのは"自分で食べる"という項目です．JDDST-Rにおいては，"自分で食べる"ことは50％の子どもが6か月頃，90％は8か月頃までに通過できると示されています（図2）．津守・稲毛式乳幼児精神発達質問紙では，"6か月でビスケットなどを自分で持って食べる"，遠城寺式乳幼児分析的発達検査表では，"5～6か月でビスケットやクッキーなどを自分で食べる"とされています（図3）．

「こんなに早く自分で食べるの!?」と思われるかもしれませんが，これが食べる行動や機能の発達や獲得を考えるうえでの大きなポイントになります．

「自分で」食べる意欲を育む

子どもは乳幼児期に食べることを経験し，自分で食べることを学んでいきます．指しゃぶり，玩具や洋服をなめたりすることが，食べることにつながる最初の経験になります．そのような経験をするなかで，子どもは物を手や口で感じて，食べられる物，食べられない物を判断していきます．

6か月くらいの乳児は周りにあるティシュペーパーやボールペンなどを口に持っていきます．それを親（保護者）は注意して制止します．日常生活ではしばしばみられる場面ですが，見方を変えると，これは子どもに"自分の手で物を口に持っていくのがいけない"と教えていることになります．このような場面が毎日繰り返されると，子どもはどのように感じるでしょうか．手を出して口に持っていけば注意されるので，手を出してはいけないと勘違いしてしまうのではないでしょうか．

哺乳や離乳の指導や解説は"食べさせてあげる"ことが中心になっています．そして子どもは"食べさせてもらう"という受け身の行動になります．それでは自分で食べる行動が促されません．上肢や手指，口の動きを協調できるようになる5～6か月の乳児期は，すでに食べさせてもらうことから自分で食べることへの移行期であることを認識することが大切です．そして，手づかみで食べる経験をしっかり積むことが，スプーン・フォーク・箸などの道具を用いて食べることにつながります．

このように離乳期の食べる機能の発達は，自分で食べる行動の獲得ともいえます．口腔機能の向上によって上手に食べられるようになることと並行して，自分で食べる行動を獲得していくことが大切になります．食べる機能に障害がある場合においても，機能を獲得するには乳児期から自分で食べるという意識や意欲を育てる必要があります．そして，自分で食べるという

表1 乳幼児期の発達スクリーニング検査における食べる行動と機能の発達

JDDST-R※		津守・稲毛式乳幼児精神発達質問紙	遠城寺式乳幼児分析的発達検査表
4～8か月	自分で食べる	6か月 ：ビスケットなどを自分で持って食べる	5～6か月 ：ビスケットやクッキーなどを自分で食べる
9～17か月	コップで飲む	7か月 ：コップから上手に飲む 11か月：哺乳瓶，コップなどを自分で持って飲む	6～7か月 ：コップから飲む 8～9か月 ：コップなどを両手で口に持っていく 10～11か月：コップを自分で持って飲む
13～21か月	スプーンを使う	12か月：自分でさじを持ち，すくって食べようとする． 18か月：食事以外は口に入れなくなる 21か月：ストローでよく飲める	11～12か月：スプーンで食べようとする 18～21か月：ストローで飲む

※：JDDST-R（改訂日本版デンバー式発達スクリーニング検査）は，通過率の25％と90％のおよその時期を示した．

B 食べる機能の獲得と栄養・食行動

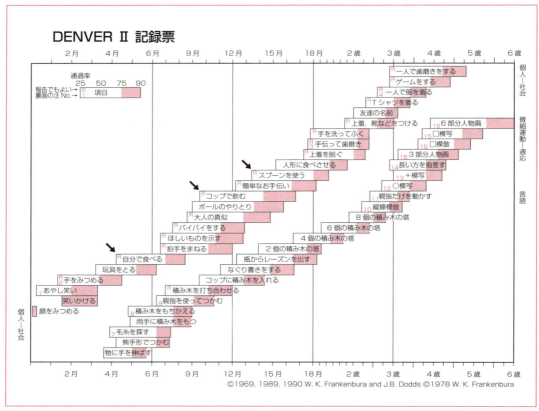

図2 DDST Ⅱにおける食べる機能（一部抜粋）

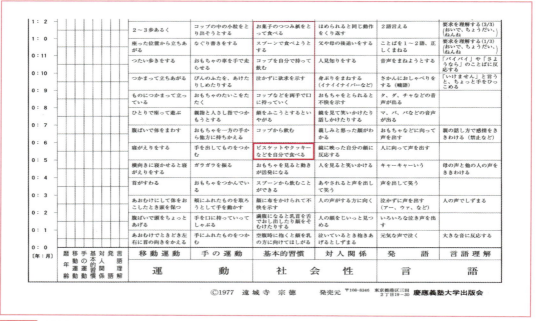

図3 遠城寺式乳幼児分析的発達検査表（一部抜粋）

"5〜6か月でビスケットやクッキーなどを自分で食べる"とされ，5〜6か月以降，自分で食べることを学んでいく．

気持ちが，その後の摂食嚥下機能の獲得において重要な意味を持つことになります．

"食べる"をめぐるやりとりが子どもの心を育てる

　子どもは"食べること"の経験で摂食嚥下機能を向上させます．食事は身体面と心理面の両方から影響を受けます．乳児期早期においても，飲みたいことや飲みたくないことを合図として示します．この合図に適切に応えることが親の役割となります．哺乳のタイミングを赤ちゃんが完全にコントロールできるわけではなく，親が子どもとコミュニケーションをとり，子どもの出す空腹の合図を理解し母乳やミルクの準備をします．年齢とともに子どもの意志表示は明確になり，受け入れや拒否がはっきりします．

　また，呼吸，感染，消化管の問題などで体調が悪くなると食べなくなりますが，このことは食べることに費やす気力やエネルギーがないからともいえます．幼児期になると，自分が食べないと親はどのように反応するのか顔色を窺うようになり，一部の子どもは自分の要求を満たすために"食べない"という行動を示すことがあります．

　乳幼児期の発達に伴い食べる機能は向上し，食形態は固形物となり，座位をとり，手づかみからスプーンなどで食物を取るようになります（図4）[1]．そして，徐々に色々な食物に興味を広げていきますが，それは身体，感覚，心理などの準備が整ったときに取り入れるようになります．まだ準備ができていないときに難しい食物を与えても，対応できないために拒否します．しかし，乳幼児期の子どもが求めるものは，安全なものばかりではありませんので注意が必要です．

　乳幼児期の食物摂取は大人に依存しますが，子どもは自分で食べようとします．粗大運動や微細運動の機能が発達するにつれ，自分で手を伸ばし，食物を口に持っていきます．1歳近くになると，子どもはスプーンやコップを持ち，自分で食べようとします（図2）．自分で食べるときに子どもは食事を巻き散らかすので，親は汚されることを嫌って自分で食べるのを止めさせることもあります．蓋付きコップの使用は「汚されたくない」という親の苦悩を軽減し，さらにストローへの移行がスムーズにいくこともあります（図5）．乳児期に道具を使うことは，決してやさしいことではありませんが，自分で食べる経験が少なくなるよりも，少々汚されても見守り自分の意志で食べることを優先させます．

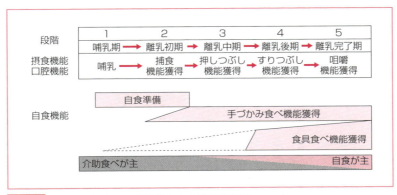

図4 離乳期の摂食・口腔機能と自食機能の発達
点線部分は，玩具をなめる，哺乳瓶の使用など．
〔田角　勝：食べる機能の発達とその障害への対応と問題点．小児科 52：1899-1906, 2011．より引用・一部改変〕

B 食べる機能の獲得と栄養・食行動

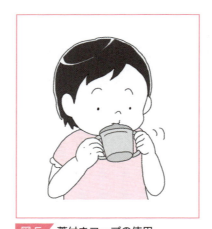

図5 蓋付きコップの使用
蓋付きコップの使用は飲みこぼしを防ぐことができるだけでなく，ストローへの移行にも役立つ．

　2歳くらいになるとさらに自立していきます．食事を自分で食べるようになる過程において親がどのように自立させようと考えるかが大きく影響します．子どもの「自分で食べよう」とする意志と親の「上手に食べさせねばならない」という考えにギャップがある場合には，親と子の戦いになりますので，そのようなことがないようにしなければなりません．

文献
1) 田角　勝：食べる機能の発達とその障害への対応と問題点. 小児科 52：1899-1906, 2011.

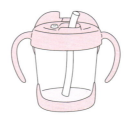

Column ①
子どもの発達と指しゃぶり

　指しゃぶりに対しては色々な意見があるため，乳幼児健診や育児相談の場において混乱が生じ，親（保護者）は不安を感じます．指しゃぶりの頻度は3歳頃までは20%台で，3歳以降は10%台，4歳以降になるとさらに減ります．そのため，3歳頃までは特に気にすることはありません．その対応は，指しゃぶりという視点だけではなく，子どもの生活リズムを整え，外遊びや運動，手や口を使う機会を増やすようにすることが大切です．親子のコミュニケーションを図り，寝つくまでの間，子どもの手を握ることや絵本を読んであげることなどで，子どもの安心につながります．

　お母さんのお腹にいる胎児期は，胎生14週頃から口に手を持っていき，胎生24週頃には指を吸う動きがみられます．そして，胎生32週頃から羊水を飲み込む動きも出てきます．胎児期の指しゃぶりは，生後に母乳を飲むための準備としての役割をもつと考えられます．

　生後2～4か月頃の赤ちゃんは，口に触れる指や物を無意識に吸います．5か月頃になると，何でも手で口に持っていきます．目と手の協調運動の発達とともに色々な物をしゃぶって形，味，性状を学びます．乳児期後半になりハイハイや伝い歩きをするようになると，このような動作と同時にできない指しゃぶりは減ります．

　幼児期前半（1～2歳）になり色々な遊びをするようになると，昼間の指しゃぶりは減少し，退屈なときや眠いときのみにみられます．

　幼児期後半（3歳～就学前まで）になると，親から離れて友だちと遊ぶようになり，指しゃぶりはさらに減少します．この時期になるとすでに習慣化した指しゃぶりでも，保育所・幼稚園での遊びなどで社会性を学ぶにつれて自然に減少します．5歳を過ぎると指しゃぶりはほとんどしなくなります．

　まれに，6歳になっても昼夜を問わず指しゃぶりをする子どもがいます．指しゃぶりが続き，指ダコができるような場合は，相談も必要になります．その場合は，子どもの生活全体を考えたうえでの対応を行います．

　指しゃぶりの弊害としては，噛み合わせ（咬合）や構音に及ぼす影響があります．しゃぶる指やしゃぶり方にもよりますが，指しゃぶりが長期に続くほど歯並びや噛み合わせに影響が出ます．そして，咬合の異常により舌癖，口呼吸，構音障害が起こりやすくなり，発音や嚥下，口元の突出，顎発育への影響も出ることがあります．不正咬合を防止する観点からは，4～5歳を過ぎた指しゃぶりは指導が必要になります．

子どもの成長・発達

ポイント 4

乳児期の摂食嚥下機能の発達過程を理解しよう

> **Essence**
> - ☑ 哺乳は食べる機能の始まりである．
> - ☑ 乳児期は食べる機能の発達の最も著しい時期で，自分で食べる機能を獲得する．
> - ☑ 摂食嚥下障害では，正常発達と同じ過程を踏む部分と，残された機能を活かしたそれぞれの発達過程がある．
> - ☑ 手づかみで食べる経験を積むことがスプーンで食べることにつながる．
> - ☑ 食べる機能の発達を促すには，本人の意欲・食欲を引き出すことが重要である．

乳児の摂食嚥下機能の獲得

1. 哺乳による摂食

　乳児は母乳を飲みやすい口腔内構造を持っています．それは，乳首を口唇と舌でとらえ，口腔内に陰圧をつくり，効率よく哺乳するためです．赤ちゃんが母乳を飲むときは，大人がストローで吸うときとは全く異なる方法になります．哺乳では口を大きく開けて乳房に密着させ，舌の"蠕動様運動"の動きで母乳を搾り出すように飲みます．陰圧をつくるためには乳首を上顎の吸啜窩に収め，舌を歯茎の外まで伸ばして乳首に密着させます．そして，舌先から舌の蠕動様運動が始まり，蠕動が後方に進むことで乳首が圧迫され，乳汁が搾り出されます（図1，図2）．

　出産前，直後から母乳による育児のための個別の支援が行われます．出産直後については，医療従事者が関わり安全に配慮した支援を行います．出産後はできるだけ早く，母子がふれあ

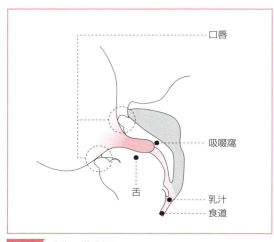

図1　哺乳の模式図

い母乳を飲めるように支援します．成熟児の哺乳は，およそ0.7秒のリズムで吸啜と嚥下のリズムを繰り返します．嚥下をしない非栄養的吸啜（non-nutritive sucking）のときは，およそ0.5秒のリズムで吸啜します．同じ1回の哺乳であっても遊びが入る哺乳の後半になると不規則になります（図3）．早産児の哺乳は，吸啜圧や圧出圧が弱く不規則であり，成熟に伴い吸啜圧と圧出圧が増し，リズムも安定します．経口哺乳開始の目安は，体重2,000g，32週頃と考えられます．探索反射や吸啜反射の有無，無呼吸の程度，酸素の必要の有無など，その子どもの状態で判断することが重要です．早産児では，母親が赤ちゃんに慣れてきたら，赤ちゃんが覚醒状態のときに乳首を含ませてみます．びん哺乳と比較して直接授乳のほうが，呼吸や嚥下に負担が少ないので，経口哺乳は直接授乳から試みます．赤ちゃんが欲しがるサインや哺乳時の抱き方や乳頭の含ませ方などを伝え，適切に授乳できるよう支援します．子どもが成長するにつれて哺乳リズムは，哺乳の間隔や回数，量が安定します．そのリズムが確立するのは，生後6〜8週以降といわれていますが，赤ちゃんによって個人差があるので，母と子どもの状態を把握しながらあせらず哺乳のリズムを確立できるよう支援します．

2．手づかみやスプーンによる摂食へ

母乳や哺乳瓶による摂取から離乳食の開始を考えると，スプーンからの摂食になります．スプーンによる摂食になると，上手に摂取するために口唇や舌の使い方が変わります．乳首からスプーンへの変化は大きく，離乳期に戸惑う赤ちゃんも少なくありません．

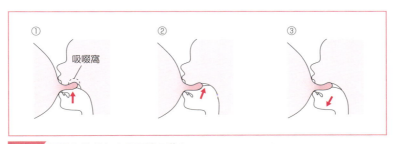

図2 母乳を飲むときの口腔の動き
①乳首をくわえる（吸着）：唇を外側に開き，乳輪部分までしっかりくわえる．②舌の動きにより乳首を押しつぶし，母乳を出す（吸啜）：蠕動様運動によって，乳首を圧迫して母乳を搾り出す．③母乳を飲みこむ（嚥下）．

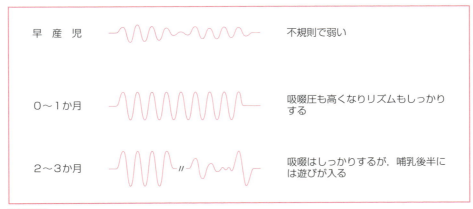

図3 吸啜圧波形からみた吸啜リズムの年齢変化

B 食べる機能の獲得と栄養・食行動

　そのためスプーンによる摂取を始める前の大切な行動は，自分の手で食物を直接口に持っていくことです．離乳食の初期は，まずはスプーンで食べさせてあげるということになりがちですが，自分の手を使い自分で食べる経験をさせることが大切です．その経験がスプーンでの取り込みも向上させます（図4，図5）．

　スプーンから水分やペースト状の食物を摂取するには，唇で食物を感知して口の中に取り込み，唇を閉じて飲み込みます．もう少し細かくみると下唇にスプーンが触れると，口に取り込む準備をして上唇で口の中に取り込みます．口唇の触覚は，食物や飲み物を感知する役割を果たします．離乳食を始めたばかりの頃は，母乳を飲む動き（哺乳反射）がまだ残っているため，舌を前に出して，唇を上手に閉じることができないこともあります．

　哺乳時は口唇を閉鎖せずに飲みますが（図1），スプーンから取り込んだ食物を嚥下するには口唇を閉鎖することが必要です．スプーンを使って食べさせる場合は，こぼすことを心配してスプーンを口の奥まで入れて食べさせていると，唇の動きを引き出しにくくなります．赤ちゃんの下唇にスプーンの先を乗せるように置き，赤ちゃんが唇で食物を取り込めるようにし

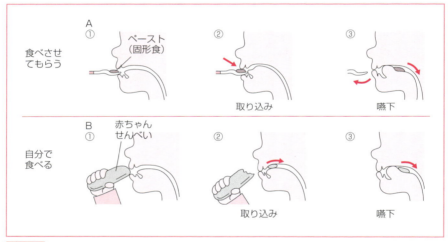

図4 食行動としては大きく違う
A①〜③：スプーンで食べさせてもらうとき．B①〜③：自分の手で食べるとき．

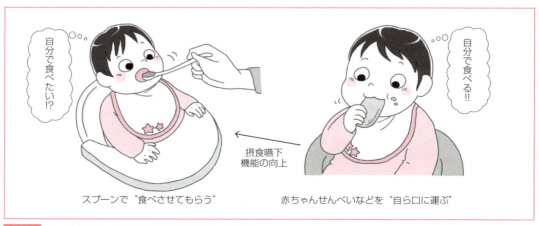

図5 食べさせてもらうことから自分で食べることへ

ます．上手に唇を閉じられるようになると，"すすり込む""すぼめる""潰す"など，さまざまな動きができるようになります．

このような口唇の動きは，手づかみで食べるという行動では，必ず行われます．スプーンで食べさせる前に，手づかみ食べを行わせることが，スプーンの受け入れを良くします．

3. 反射から大脳皮質でのコントロールへ

乳幼児における食べる機能の発達は，哺乳反射（吸啜反射，探索反射など）から，大脳皮質を中心とした自分の意志で食べることへの変換過程ともいえます．授乳あるいは食べさせてあげるという受け身の行動ばかりになると，栄養的に問題がなくても，食行動が育たないことがあります．脳機能から考えれば，経験を積むことで大脳皮質による高度なコントロールに変換していく時期であり，この時期から食行動が形成されます．

● ● ●

食べる機能の発達には，運動機能（吸啜，咀嚼，嚥下）と感覚の発達（触覚，味覚，嗅覚など）が大切になります．そのうえで，食行動が形成されていきます．保護者は情報による影響を大きく受けます．例えば，離乳食初期はペースト状にすりつぶした物を与えるという知識を得ると，そればかりになってしまうこともあります．スプーンで上手に食べさせることばかり意識し，自分で食べる機会を与えていないこともあります．得られる情報が誤解を招くようなものであると，マイナスの影響を及ぼすことになります．また，情報の氾濫により混乱することもあります．食事は地域や社会文化により異なり，一定ではありませんが（p.58 ポイント 15 参照）子どもの自分で食べる能力を引き出すことが，大切であることは変わりません．

🍴 Column ②
おしゃぶり

おしゃぶりのデザインもよくなり，乳幼児にアクセサリー感覚でおしゃぶりを与える親（保護者）もいます．また，おしゃぶりが舌や顎の発達を助けて鼻呼吸を促すといわれることもありますが，明確な裏付けはありません．

おしゃぶりについても，指しゃぶり（p.11 Column ① 参照）と同じような混乱があります．1 歳～2 歳頃のおしゃぶり使用の利点としては，精神的安定，泣き止む，入眠がスムーズになるなどがあります．その結果として，子育てのストレスが減ることなどもあげられます．問題点としては，習慣性になりやすく，長期間の使用による噛み合わせの悪化やコミュニケーション，発語の機会が減るなどがあげられます．おしゃぶりは，親からみると子育てに便利な育児用品ですが，親子のコミュニケーションが大切な乳幼児期に，おしゃぶりで口を塞ぐことになります．

指しゃぶりほどではありませんが，おしゃぶりの長期の使用は，乳歯の噛み合わせに影響を与えると考えられます．上顎突出，開咬および乳臼歯交叉咬合の発現率が高くなります．特に2歳半以降まで使用していると噛み合わせの異常が残ることがあります．年長になってもおしゃぶりが取れない場合は，情緒的な問題なども含めて対応の必要性を考慮します．

子どもの成長・発達

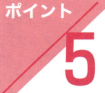

哺乳から離乳への進め方を知ろう

Essence

☑ 哺乳行動は，反射的な哺乳から，意志を反映した哺乳・離乳へ移行する．
☑ 離乳は，乳汁から不足する栄養の補完のために幼児食への移行と，飲ませてもらうことから自分で食べることへの移行過程である．
☑ 離乳の開始は，子どもが食べたがっていることを大人が察することから始まる．

胎児期からの発育

　胎内にいるときから赤ちゃんの指しゃぶりや羊水を飲み込むことはよく知られています．これは胎児期から哺乳の練習をしているともいえます．早産児では嚥下に関する機能が未熟であるとともに，胎内での練習期間も少ないことになります．成熟児であっても他の動物に比べると，ヒトの食べる機能は，未熟な状態で生まれているともいえます．

哺乳・授乳の支援

　ヒトが生まれて最初に栄養を摂取するのは母乳であり，出生後の食行動は母乳を飲むことから始まります．胎児期には肺呼吸をしていないので誤嚥の心配はありませんが，出生時から誤嚥の危険に曝されることになります．さらにヒトはコミュニケーションの方法として高度な言語を持つために，乳児期から咽頭のスペースが大きく多彩な音声の作成を可能にしていますが，それは誤嚥の危険を高めます．

　近年では母乳栄養の割合が増加し，育児用ミルクの使用率が減っています．母親は授乳量が足りているかという不安をもつ場合があります．母乳の不足については，子どもの発育の個人差や子どもや母親の状態や家庭環境など考慮に入れて，総合的に判断することが必要です．

　子どもの発育の評価には体重が重要な指標の1つです．出生体重や出生週数，栄養方法，子どもの状態によって，発育は異なるため，乳幼児身体発育曲線（p.27 ポイント7 図1 参照）を用い，その経過をみることにより授乳回数や授乳量や体調などを状況に応じて支援します．子どもによって哺乳量は異なり，育児用ミルクが1日の目安量に達しなくても子どもが元気で，体重が増えているならば心配はいりません．むしろ無理に目安量に達しなければならないという考えることが問題につながることもあります．混合栄養の場合は，母乳育児を続けながら育児用ミルクを有効に利用し支援を行います．母乳の出方や量は個々により異なるため，母親の母乳分泌のリズムや子どもの哺乳量に合わせて支援を行います．

　母乳栄養に利点の多いことは，誰もがよく知るところです．母乳は，乳房から直接に与えられるため，新鮮かつ清潔であり，栄養学的には消化や吸収効率がよくできています．免疫学的にも免疫グロブリンが多く含まれ，乳児の感染防御に役立ち，疾病罹患率が低く，早産児や開

表1	母乳の利点

- 新鮮かつ清潔である
- 栄養学的には消化や吸収効率がよい
- 免疫学的にも免疫グロブリンが多く含まれ，乳児の感染防御に役立ち疾病罹患率が低い
- 乳幼児突然死症候群の発症率が低い
- 小児期の肥満やのちの2型糖尿病の発症リスクの低下
- 母子相互作用が得られ，子どもと親の関係を強化する

発途上国の乳児死亡率を低下させます．また，乳幼児突然死症候群（sudden infant death syndrome：SIDS）の発症も少ないとされます（表1）．さらに，母乳栄養のもう1つの大きな特徴としては，スキンシップにより母子相互作用が得られ，子どもと親（保護者）の関係を強化することがあります．哺乳は子どもにとってはコミュニケーションや社会性について学ぶ第一歩となり，その後の生活や行動にも影響します．

母乳の代替としては，育児用ミルク（乳児用調製粉乳および乳児用調製液状乳）があります．健康な子どもにおいては，現在の乳児用調製粉乳での栄養素の欠乏や過剰は報告されていません（摂取量などは p.29 ポイント8参照）．母子の健康等の理由や母乳が不足する場合や社会的状況で育児用ミルクを用いるとき，あるいは何らかの理由で哺乳ができない場合は，母子関係やコミュニケーションや社会性が促されるような支援が必要です．

授乳を通して，母子・親子のスキンシップが図られるようにしっかりと抱くことや優しく声かけを行うなどを行います．子どもの欲しがるサインや哺乳時の抱き方，乳頭（哺乳瓶の乳首）の含ませ方などを伝えて，適切に授乳できるよう支援します．また育児用ミルクの使用方法や飲み残しの取扱等について，安全に使用できるよう支援します．

乳児用調製液状乳（乳児用液体ミルク）は，2018年から国内で製造・販売することが可能となりました．これは液状の人工乳を容器に密封したもので，常温での長期保存が可能であり調乳の手間がなく，哺乳瓶に移し替えてすぐに飲むことができます．そのため災害時の備えとしての活用も可能です．使用上の留意点としては，保存法や期限や容器の破損や飲み残しの破棄などの注意点を守ることが必要です．便利な面もありますが，母乳育児を妨げることのないように活用します．

離乳を開始した後も，子どもの要求や離乳の進行の状況に応じて母乳や育児用ミルクを与えます．子どもの成長や発達，離乳の進行過程や環境によって乳汁を必要としなくなる時期は差があります．

離乳の考え方

乳幼児期は，摂食嚥下機能の最も変化の大きい時期です．この時期の経験はその後の食行動に影響を及ぼすと考えられます．このため，離乳食（WHO は「補完食：Complementary Feeding」としている）について考えることは，重要なことになります．離乳とは，成長に伴い母乳または育児用ミルクだけでは不足してくるエネルギーや栄養素を補完するために，乳汁から幼児食に移行する過程をいい，その時に与えられる食事が離乳食とされます[1]．このことと同時に食行動において考えると，離乳は子どもが自分で食べることへ自立していく過程になります．

離乳について困りごとを抱える親は多く，作ることへの負担，咀嚼や食べる量や種類や偏りなどが挙げられます．しかしこのように乳汁や離乳食といった「もの」にのみ目が向けられる

B　食べる機能の獲得と栄養・食行動

のではなく，母子の健康と成長・発達の支援とともに，親子関係が形成されることが大切です．そして一人ひとりの子どもの成長・発達が尊重され，食行動が促される支援が大切です．そのために育児・保育に関わる人は，望ましい支援の共有化を図る必要があります．

　離乳食の開始に当たり保護者が最初に考えることは，いつからどのような食物から始めるかということです．そして，どのくらい食べるかということが注目されます．反対に重要であるにもかかわらずあまり関心がもたれていないのは，子どもが自分で食べようとしているかということや楽しんで食べているかということです．離乳食を進めるときに最も重視すべきことは，子どもの食べる意欲であり，食べることを楽しいと感じているかということです．

　厚生労働省は，「授乳・離乳の支援ガイド」[1]を策定していますが，5・6か月頃に開始される離乳食の量や食形態や栄養や食べる機能が注目され，保護者は"何を""どれだけ""どのように"食べさせるのが理想かと考えてしまいます．また栄養摂取も重要であることはいうまでもありませんが，栄養摂取基準などを考えすぎると無理に食べさせることにつながるので注意が必要です（p.29 ポイント8 参照）．

離乳の開始時期

　離乳の開始は生後5〜6か月頃に開始されますが，これは社会や親が決めた目安です．大きくこの時期がずれることはないでしょうが，それぞれの子どもが食べようとするときが，本来の離乳の開始時期になります．子どもが自分で食べようとしているかどうかを，日常生活のなかで子どもとコミュニケーションをとりながら判断することです．子どもの許容範囲は狭いわけではなく，多くの場合において離乳は進みますが，うまくいかないときは子どもの気持ちを考えることです．

　離乳の開始において，食べることを嫌がるという話をよく聞きます．離乳の開始時にスプーンに乗せられたペースト状の離乳食をいきなり口に持ってこられても，赤ちゃんが嫌がるのは当然です．これまで経験したことのないスプーンや離乳食は，赤ちゃんにとって未知の物であり，警戒し拒否することはきわめて自然なことです．赤ちゃんが拒否せずに受け入れていくためには，それまでの経験と安心と信頼が必要になります．それは赤ちゃんとのやりとりや，赤ちゃんがおもちゃを舐め，自分で食物を手づかみで口に持っていく行動であり，食べるための準備となります．またこのような行動が食べようとしているサインでもあります．

　離乳の開始する5〜6か月は，p.6 ポイント3 で述べているように子どもが自分で食べるようになる時期でもあります．自分で食べるということは，自ら食物を口に運ぶ行動です．この行動は離乳食を食べさせてもらうことがスムーズに進むことにつながります．自分で食物を口に持っていく経験することが，他の人から食べさせてもらうことを受け入れることにつながるからです．

　何らかの障害があり，離乳期に自分で食物を口に持っていけない場合があります．このような場合は，同時にコミュニケーションをとりにくい状況にあることが多いので，介助者はわずかな反応から感知することが必要かもしれません．そのなかで少しでも自分で食べる意欲と機能を引き出していくことが必要です．そのためには，まず食事に対して"快"を感じてもらうことです．栄養を少しでも多く与えようとして無理に食べさせれば，拒否が強くなります．少量でも楽しく食べることが重要です．そのようにしても必要栄養量の経口摂取が困難な場合は，栄養を摂るために経管栄養を考慮する必要も出てきます．子ども全体をみることにより，

非経口摂取を含めて何がその子どものQOLの向上につながるかを考えます．

離乳と離乳食の実際

　離乳は生後5・6か月頃から，滑らかにすりつぶした状態の固形物を与えることから始めるとされます[1]．そして成長・発達に伴い必要となる栄養をさまざまな食品から摂取することと，咀嚼機能を高める目的があります．口腔機能は吸啜から咀嚼への発達（図1）が起こり，口腔形態では歯の萌出などの変化がみられます．

　離乳の大きな流れは，母乳を飲むことから固形物を食べることへ，液体に近いペースト状のものから固い形のあるものへと移行し，食物に含まれる栄養素も変化していきます（表2）．食物の形態は月齢とともに「なめらかにすりつぶした状態」から，「舌でつぶせる固さ」，「歯茎でつぶせる固さ」，「歯茎で噛める固さ」へと口腔の機能発達に合わせて考えます．しかし，必ずしも少しずつ固く大きなものになっていくのではなく，さまざまな形状や固さの物を経験しながら，いつのまにか色々な物を食べられるようになります．そうしないでペースト状の物ばかり与えているのでは，手づかみ食べができず，いつになっても自分で食べる機会がなく食べる機能が育ちません．月齢による食形態の考え方は，その時期の代表的な形態を示していると考えてください．

　離乳開始期の子どもの運動機能は，首が座り，支えにより座ることができ，スプーンなどを口に入れても舌で押し出すことが少なくなる時期です．そして，食物に対して，自ら食べることに興味を示す時期であり（表3），子どもの食行動，成長・発達，地域の食文化，家庭の食習慣などを考慮し，質や量を個々に応じて無理なく進めていきます．

　離乳あるいは離乳食は，「授乳・離乳の支援ガイド」[1]（図2）などが参考になりますが，"自分で食べる"ことの大切さが記載されていません．離乳開始前から手でつかめる固形物（赤

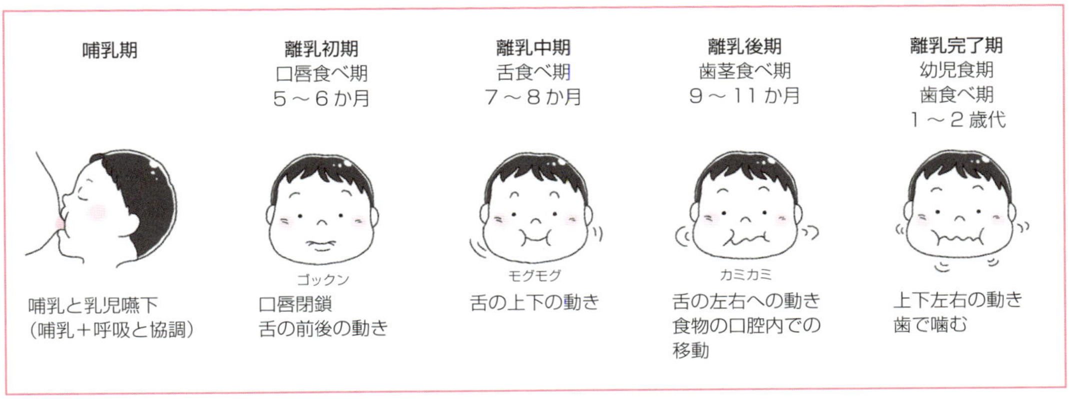

哺乳期	離乳初期 口唇食べ期 5〜6か月	離乳中期 舌食べ期 7〜8か月	離乳後期 歯茎食べ期 9〜11か月	離乳完了期 幼児食期 歯食べ期 1〜2歳代
哺乳と乳児嚥下 （哺乳＋呼吸と協調）	ゴックン 口唇閉鎖 舌の前後の動き	モグモグ 舌の上下の動き	カミカミ 舌の左右への動き 食物の口腔内での移動	上下左右の動き 歯で噛む

図1　乳児期の口の動きの発達

表2　乳幼児の食べる機能の発達

	哺乳	5, 6ヵ月 (哺乳開始)	7〜8ヵ月頃	9〜11ヵ月頃	12〜18ヵ月頃 (離乳の完了)
食物の目安	母乳， 育児用ミルク	なめらかにすりつぶしたもの	舌でつぶせる固さ	歯茎でつぶせる固さ	歯茎で噛める固さ
自分で食べる機能	手づかみで食べる準備	手づかみで食べようとする	手づかみで食べる	手づかみで上手に食べる	食具を用いて食べる

B 食べる機能の獲得と栄養・食行動

表3 離乳食の開始の目安

- およそ5・6か月頃
- 首がしっかりすわり，支えてあげれば座位がとれる（お座りができる）
- 食物に興味を示す（食事をしているとじっと見る，欲しそうな様子がある）
- 自分で玩具などを口に持っていく

障害がある場合は，首を支えるために座位を補助することなどが必要になる．自分の手を使えない場合は必要に応じて補助する．

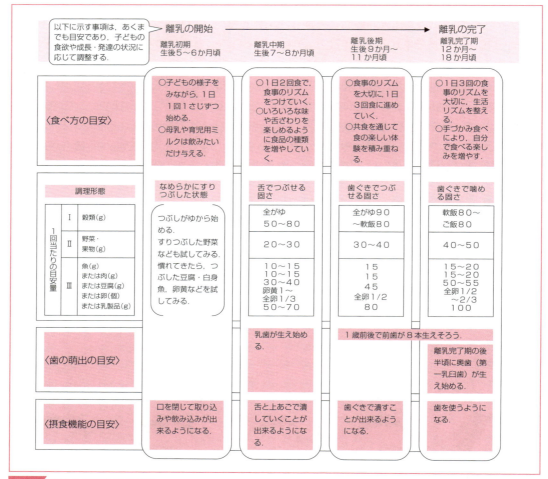

図2 離乳食の進め方の目安

※衛生面に十分配慮して食べやすく調理したものを与える．
〔「授乳・離乳の支援ガイド」改定に関する研究会：授乳・離乳の支援ガイド（2019年改定版）．
https://www.mhlw.go.jp/content/11908000/000496257.pdf より引用・一部改変〕

ちゃんせんべいなど）を与え，自分で食物を口に持っていき食べようとする意欲を促すことが大切です（p.6 ポイント3 参照）．このような経験が，スムーズに離乳食を進めることにつながります（表4）．

表4	離乳食開始時期に心がけたいポイント

- 自分で食べる行動は，哺乳期から始まる
- 食行動の発達に伴い食べる機能は引き出される
- 「授乳・離乳食の支援ガイド」は，おもに食べさせてあげるためのガイドである
- 食行動を引き出す手づかみで食べをするには，適当な固形物を与える必要がある

離乳食の進め方

1. 離乳食と食べる意欲

　離乳食を進めるためには，子どもとコミュニケーションをとりながら，食べる意欲に合わせて楽しく食べるようにします．そのためには，発達過程において自分で食べる興味と意欲を引き出すことが必要です．

　子どもとコミュニケーションをとりながら進めるというのは，親（保護者）がこれだけ食べさせたいとか，このように食べてほしいということではなく，基本は子どもが自分のペースで食べることです．これは受け身の哺乳から，自立への道ともいえます．大人にも食事の好みや食べる量，食べ方に違いがあるように，離乳の進み方も違います．早く進めればよいというものではありません．またいくら遅くてもよいということでもありません．子どもの様子をよく見て，目安である月齢を参考に赤ちゃんの食行動に合ったペースで進めることが大切です．いくら子どもの月齢に適合した固さやおいしいと思われる食物を準備しても，子どもが食べる気のない時には食べてくれません．

　母乳を"飲む"機能は生まれながら持っていますが，"食べる"ということは経験して獲得していくので，その経験をたくさんさせるようにします．子どもは自分の手にした食物を口に運ぶ動作を学ぶとともに，視覚や触覚も含めて食物の判断や選択を学びます．子どもが自分で食べるという意欲を，大人が食べさせてあげるということで無意識のうちに奪ってしまうことがないようにしなければなりません．離乳食を食べさせるにはスプーンが使われますが，乳児期の子どもにとってスプーンは，自分で食べる道具ではなく食べさせてもらうための道具になります．

2. 離乳食の準備

　子どもが離乳食を食べることが楽しいと感じられることが大切ですが，離乳食が始まると，保護者はどうしても食べる量や進み具合が気になります．手間をかけて作った離乳食を食べてくれないのは辛いもので，さらに栄養面の心配も生じます．しかし焦って無理に食べさせようとするのは禁物です．それでは子どもにとって食べることが嫌な経験になってしまいます．子ども自身が食べることを楽しいと感じられ，保護者は食べさせることが楽しいと感じられるような食事にすることが大切です．離乳食がうまくいかない原因として，子どもが自分で食べる経験が少ないことや，保護者が子どもの意思をくみ取れていないことがみられます．

　子どものために特別な離乳食を毎日用意するのは，大変なことです．まとめて作って冷凍することや便利な調理道具を活用して簡単に離乳食作りができるようにする工夫も必要です．手軽に食材やメニューの幅を広げるには，ベビーフードを活用するのも1つの方法です．固さや大きさの参考になります．しかし，教本に載っている物も含めて，それは定型的な食形態や味です．少し固くて食べにくい物や大きめの食物などのバリエーションが必要であり，その感覚刺激が良い経験になり発達を促します．その月齢に適当とされる食形態をそろえるのではな

B　食べる機能の獲得と栄養・食行動

く，食形態にも変化をつけ子どもの選択を生かすようにします．

　食べる機能の向上とともに，子どもは手づかみで食べることからスプーンやフォークなどの道具を用いて食べることに関心を持つようになります．口と手指や上肢との協調が向上し，道具を用いて食べることへ移行します．

　乳児期に疾病など何らかの理由により自分で食べることのできない状況が長期に継続すると，摂食嚥下機能の問題がなくても，自ら積極的に食べようとしない状況に陥る子どもがいます[2]．このような状況は極端ですが，食行動の発達において経験が大切であることを示しています（p.144 ポイント 34 参照）．

　離乳食において最も大切なことは，子どもとのコミュニケーションにあります．子どもの気持ちをあまり考えずに，食形態や食べさせ方や食べる機能ばかりに目を向けていても離乳はうまく進みません．そのことを踏まえた上で離乳食は，①衛生，②固さ・大きさ，③味付け，④量・回数，⑤栄養，を考えることが大切になります．

a．衛生

　赤ちゃんの消化管は未熟なので衛生面では，新鮮な食材を選び，加熱調理をすることが基本となります．食器や調理器具もよく洗って清潔を心がけます．介助者の手洗いは重要です．しかし，日常生活で赤ちゃんは，身の回りのものを何でも口に入れてなめます．ですから衛生面で極端に神経質になることに意味はありません．また赤ちゃんが色々なものを口に入れることを"ダメ"と教えていくと，"自分では食べてはいけません"と教えていることになりかねません．

b．固さ・大きさ

　子どもは離乳食を，舌，歯茎，顎を使って食物を噛むことを練習することになります．固さ・大きさは口の動きの発達段階に合わせれば良いですが，初期食・中期食には噛む必要のあるものはありません．安全な範囲で離乳食とは別に固形物も経験することも重要です．

c．味付け

　味付けは，素材本来の味を活かした薄味が基本になります．これは赤ちゃんの未熟な腎臓に負担をかけないためです．しかし極端なものでなければ許容されるので，生活や文化に合わせた食事も大切です．

d．量・回数

　離乳食は少量から始めて赤ちゃんの様子を見ながら徐々に量や回数を増やします．スプーンなどの道具は，小さめの，口の大きさに合った物を使用に，口の奥深くまで入れすぎないようにし，自分で食物を口に取り込むことが大切です．しかし多少スプーンが大きく深くまで入れることがあっても，赤ちゃんが楽しく食べていれば，それは許容されるので深く考えすぎないことです．

e．栄養

　栄養は子どもの健康維持や発育に重要です（p.29 ポイント 8 参照）．食事が増えるとともにいろいろな味や舌触りを楽しめ，同時に必要な栄養素が入ります．1日のなかで栄養のバランスをとれるよう，献立にもバリエーションをつけます．自分で食べる意欲に合わせて離乳を進めれば，母乳・ミルクは自然に減っていきます．

f．食材

　離乳の初期には食物アレルギーの原因となる卵（特に卵白）などの食材は，避けるように言わ

れていました．しかし食物アレルギーの原因となる食物の摂取を遅らせることで，食物アレルギーの発症頻度を上げます．卵なども含めて，離乳食初期から色々な食材を始めるようにします．軽度の症状がある場合においても，医師と相談し食べさせることもあります．

　手づかみ食べを離乳の初期から行わせると，大人の食べる物に子どもが手を出したりすることになります．そうすると自然に様々な食材が口に入ることになり食物アレルギーの予防につながるかもしれません．

離乳食の完了

　離乳の完了とは，形のある食物を噛みつぶすことができるようになり，エネルギーや栄養素の大部分を母乳または育児用ミルク以外の食物から摂取できるようになった状態をいいます．離乳完了時期は生後 12 か月から 18 か月頃になります．その頃の食事は 1 日 3 回となり，その他に 1 日 1～2 回の補食を必要に応じて与えます．

　母乳または育児用ミルクを終了する時期を決めることは難しく，子どもの離乳の進行及び完了の状況に応じます．いつまで乳汁を継続するかは，母親等の考えを尊重して支援を進めますが，同時に子どもが自分で食べることへ自立を促すことが大切です．この頃には手づかみ食べから食具を使えるようになります．食事以外のことも含めて子どもが自立し，哺乳を自然に終了できることが望まれます．

文献

1) 「授乳・離乳の支援ガイド」改定に関する研究会：授乳・離乳の支援ガイド（2019 年改定版）．https://www.mhlw.go.jp/content/11908000/000496257.pdf
2) 田角　勝：症例提示　機能障害のない摂食・嚥下障害―栄養過剰による医原性の経管栄養症の例．田角　勝，他（編）：小児の摂食・嚥下リハビリテーション．医歯薬出版，274-277，2006．

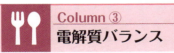

Column ③
電解質バランス

　水分とともに血液の電解質のバランスは一定の範囲に保たれることが重要です．ナトリウム（Na）濃度が高くなると，喉の渇きを感じて水分の摂取量が増えます．さらに，喉の渇きに反応して，尿の量を少なくする抗利尿ホルモン（antidiuretic hormone：ADH）が脳から分泌されて腎臓に作用し，尿量を少なくします．このような仕組みによって，血液中の水分量が増加し，Na 濃度が低下して，Na と水分のバランスが保たれます．

子どもの成長・発達

ポイント6 口腔内の構造の発達を理解しよう

> **Essence**
> ☑ 乳児の口腔内の構造から成人の構造への変化がみられる．
> ☑ 口腔の構造と機能は関連して発達する．
> ☑ 歯の萌出により口腔内の形態と機能は大きく変化していく．

乳児から成人への構造の変化

　新生児・乳児は，哺乳のために母乳を飲みやすい口腔内の構造をしています．哺乳を上手に行うためには，効率よく陰圧を作ることが大切です．口腔内に余分な空間がないほうが陰圧を作りやすく，効率的に哺乳ができます．その特徴的な構造として，新生児期の上顎に副歯槽堤の盛り上がりによってできた"吸啜窩（きゅうてつか）"といわれる窪みがあり，そこに乳首が収まります．また，頬部の内側には，内側に膨れるように脂肪がみられ，Bichat（ビシャ）の脂肪床ともいわれます（図1）．このような構造により，口腔内の空間スペースを減らし，陰圧を作りやすくします．

　また，乳児期の咽頭部は，喉頭蓋までの距離が短くできています（図2）．そのため哺乳するときにほとんど呼吸を停止することなく飲むことができます．

歯の萌出による構造の変化

　歯の萌出は，口腔にとっても大きな変化になります．歯の萌出により口腔のスペースが大きく広がり，これが咀嚼嚥下機能の発達につながり，それはまた発声や発音にもつながります（図3）．

　歯の萌出には個人差がありますが，6か月頃から前歯（前切歯）が生え始め，1歳4か月頃から奥歯（乳臼歯）と犬歯（乳犬歯）が生え始めます．6歳頃に前歯（中切歯・側切歯）の生え変わりが始まり，第一大臼歯（6歳臼歯）が生えます．10歳頃からは小臼歯や犬歯の生え変わりが始まり，12歳頃から第二大臼歯が生えます（図4）．

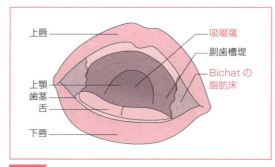

図1　乳児期特有の口腔内構造

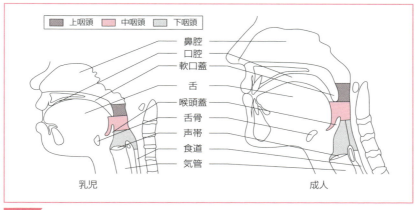

図2 乳児と成人の咽頭の比較（矢状断）
乳児では口腔が狭く，軟口蓋から喉頭蓋の距離が短い．

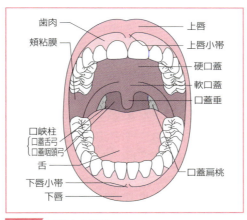

図3 口腔内の解剖

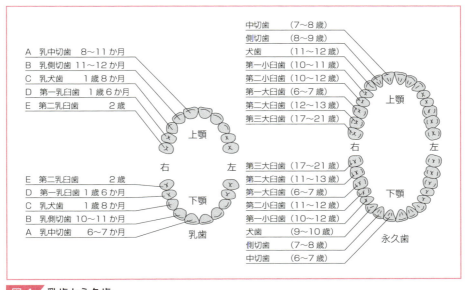

図4 乳歯と永久歯

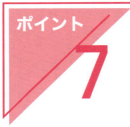

| 子どもの成長・発達

ポイント 7 基礎疾患を理解して発育を評価しよう

Essence

- ☑ 成長・発育曲線は，子どもの発育を評価するうえできわめて大切である．
- ☑ 摂食嚥下障害では個々の基礎疾患を考慮した発育の評価を行う．
- ☑ 経管栄養児では，標準身長・体重に近づくことを意識しすぎるために，必要以上の栄養注入量になることもある．

発育の評価

　子どもの発育を考えるための指標としては，身長と体重が最も重要です．その評価のために乳幼児では成長曲線に記録をつけて成長を確認します．成長曲線は集団の代表値であり，必ずしも健康か否かということやその程度を考慮しているものではありません．そのため，基礎疾患や体調に問題がある場合には，そのことを考慮したうえで成長曲線を参照し，成長の程度を確認し判断するのが適当です．成長曲線は，一時点における成長の程度（肥満・やせ）を判別するためよりも，一定期間における変化を確認し，成長を判断するために用いることに適しています．

　身長と体重成長曲線にはパーセンタイル曲線とSD曲線（図1）[1]）があります．体重や身長が標準の範囲に入っており，体重と身長のバランスがよければ，順調な発育といえます．成長曲線はきわめて多くの情報をもたらし，現在の体重や体重経過が標準からどの程度離れる傾向にあるか，肥満傾向か痩せ傾向かなどがわかります．

　特に疾患のない子どもにおいては，10パーセンタイル未満，90パーセンタイル以上や平均値±標準偏差から逸脱する場合には，注意が必要な目安になります．"現在の体重／健常児の体重×100"で表わされる"％健常児体重"は，95％以上を正常，85〜95％を軽度，75〜85％を中等度，75％以下を高度の痩せと評価します．体重の急な減少は，何らかの理由による急性の栄養障害が考えられます．

　順調な成長・発達には，適切な栄養摂取と栄養のバランスが必要です．身長は体質や成長ホルモンなどに大きく影響され，体重は栄養摂取量と消費量に影響されます．

摂食嚥下障害における成長曲線使用時の注意点

　成長曲線は健康な子どもたちの発育の指標とするものです．Down症候群やTurner症候群などでは基礎疾患によりそれぞれの成長曲線がありますが，多くの疾患において疾患ごとの成長曲線はありません．そのため，基礎疾患の存在下での適切な身長や体重の判断は難しくなります．

　身長，体重ともに，疾患により差がみられ痩せや肥満がみられる場合もあります．特に体重

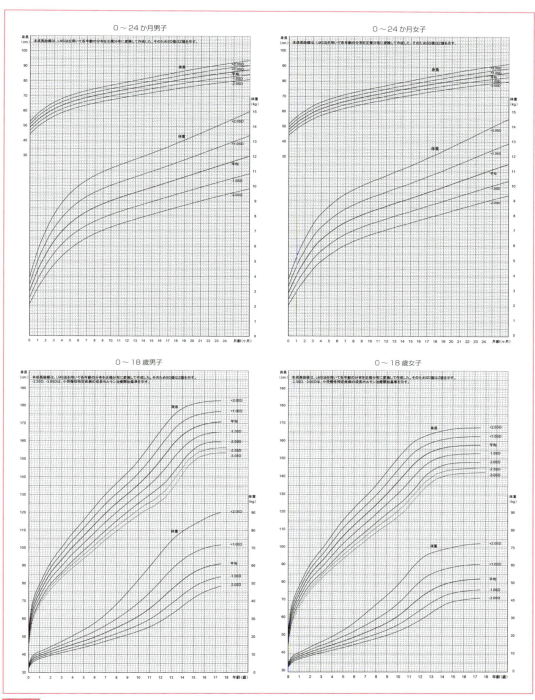

図1 横断的標準身長・体重曲線（SD表示 2000年度乳幼児身体発育調査・学校保健統計調査）

〔Isojima T, Kato N, Murata M, et al. : Growth standard charts for Japanese children with mean and standard deviation (SD) values based on the year 2000 national survey. Clin Pediatr Endocrinol 25 : 71-76, 2016. より引用，一部改変〕
© JSPE

B 食べる機能の獲得と栄養・食行動

は栄養摂取量により大きく変動します．さまざまな疾患のある子どもにおいては，それぞれの適切な体重を考える必要があります．そのような場合，成長曲線を描くことでその変動をみることは重要ですが，標準に近づけようとすればよいというわけではありません．

　経管栄養を行っている場合は，何らかの理由で必要な栄養が経口摂取できないという状況にあります．そのため，栄養の不足が常に気になり，体重を少しでも標準に近づけようと注入量を増やすことがあります．栄養必要量の算出が難しいなかで，このような場合では，栄養が過剰になることにも注意が必要です．

文献

1) Isojima T, Kato N, Murata M, et al. : Growth standard charts for Japanese children with mean and standard deviation (SD) values based on the year 2000 national survey. Clin Pediatr Endocrinol 25 :71-76, 2016.

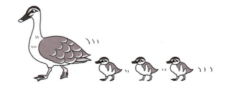

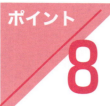

ポイント 8 栄養摂取基準を知り，栄養について理解しよう

栄養

Essence

- ☑ 栄養は発育に不可欠なものである
- ☑ 栄養のバランスが重要である
- ☑ 個々の子どもに応じた栄養摂取量を理解する

食事摂取基準

　日本人の食事摂取基準は，国民の健康の保持・増進等を目的として，摂取することが望ましいエネルギーと栄養素の量の基準として厚生労働省から5年ごとに示されています（表1）[1]．これはエネルギーや各種栄養素の摂取量の基準を示すものですが，指標の特性や示された数値の信頼度，栄養素の特性，さらに対象者や対象集団の健康状態や食事摂取状況などによって異なります．食事摂取基準の活用においては，特性や状況を総合的に把握し判断しますが，ねらいはエネルギー摂取の過不足を防ぐこと，栄養素の摂取不足を防ぐことを基本とし，生活習慣病の予防を目指すこととされます．また，通常の食品以外の食品等特定の成分を高濃度に含有する食品を摂取している場合には，過剰摂取による健康障害を防ぐことにも配慮します．

　この基準はエネルギーの指標として BMI，栄養素の指標は推定平均必要量，推奨量，目安量，目標量及び耐容上限量としています．その摂取量は，それぞれの性・年齢における参照体位を想定しているので，参照体位と大きく異なる個人または集団に用いる場合には注意を要し

表1　健康増進法に基づき定める食事摂取基準

1. 国民がその健康の保持増進を図る上で摂取することが望ましい**熱量**に関する事項
2. 国民がその健康の保持増進を図る上で摂取することが望ましい次に掲げる栄養素の量に関する事項
   - イ　国民の栄養摂取の状況からみてその欠乏が国民の健康に保持増進に影響を与えているものとして厚生労働省令で定める**栄養素**
     - ・たんぱく質
     - ・n-6系脂肪酸，n-3系脂肪酸
     - ・炭水化物，食物繊維
     - ・ビタミンA，ビタミンD，ビタミンE，ビタミンK，ビタミンB_1，ビタミンB_2，ナイアシン，ビタミンB_6，ビタミンB_{12}，葉酸，パントテン酸，ビオチン，ビタミンC
     - ・カリウム，カルシウム，マグネシウム，リン，鉄，亜鉛，銅，マンガン，ヨウ素，セレン，クロム，モリブデン
   - ロ　国民の栄養摂取の状況からみてその過剰な摂取が国民の健康の保持増進に影響を与えているものとして厚生労働省令で定める**栄養素**
     - ・脂質，飽和脂肪酸，コレステロール
     - ・糖類（果糖類又は二糖類であって，糖アルコールでないものに限る．）
     - ・ナトリウム

（「日本人の食事摂取基準（2020年版）」策定検討会：「日本人の食事摂取基準」策定検討会報告書（案）．https://www.mhlw.go/content/10901000/000491509.pdf（2019年3月22日公表））

B　食べる機能の獲得と栄養・食行動

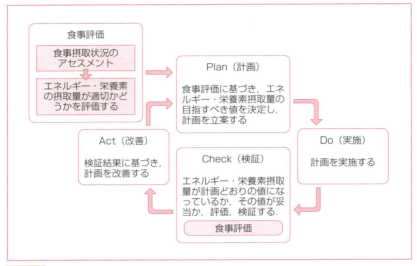

図1　食事摂取基準の活用とPDCAサイクル
〔「日本人の食事摂取基準（2020年版）」策定検討会：「日本人の食事摂取基準」策定検討会報告書（案）．
https://www.mhlw.go/content/10901000/000491509.pdf（2019年3月22日公表）〕

ます．また普通の身体活動レベルを考えています．
　摂食嚥下障害のある人の食事摂取量は，基礎疾患や体調などが加わるのでその設定が難しくなります．小児では成長・発達も加わり，さらに複雑なものになります．食事摂取量の評価だけを独立して考えることなく，個々でPDCAサイクルをもとに考える必要があります（図1）[1]．

乳幼児における栄養摂取

　ここでは主に乳幼児期について概要を説明しますが，乳児にとって最適な栄養源は母乳であり，母乳栄養が増加し人工栄養の割合が減っています．なお現在の育児用ミルクで健康な子どもにおいて栄養素の欠乏・過剰は報告されていません．一方，小児慢性腎臓病，先天性代謝異常症，小児難治性てんかん，新生児・乳児胆汁うっ滞症などの疾患で用いられる特殊ミルク・治療乳を使用により，ビオチン，カルニチン，セレンの欠乏症が報告されて，ビオチンやセレンの添加が進められています．なお，離乳食開始前の月齢において育児用ミルクのみを摂取している場合には，ビオチン，ヨウ素，セレンなどの栄養素が食事摂取基準の目安量に満たないことが推定されています．

　エネルギー：エネルギーの摂取量及び消費量のバランス（エネルギー収支バランス）の維持を示す指標として，BMI（body mass index＝体重(kg)÷(身長(m))^2）と体重変化を用い，BMIは18歳以上において目標とする範囲を定めています（表2）[1]．
　乳児・小児のエネルギーは，エネルギー摂取量及び消費量のバランスから必要量が考えられています．成長期である乳児や小児では，身体活動に必要なエネルギーに加えて，組織合成とエネルギー蓄積量に相当分を摂取する必要があります．その推定エネルギー必要量（kcal/日）は，推定エネルギー必要量（kcal/日）＝基礎代謝量（kcal/日）×身体活動レベル＋エネルギー蓄積量（kcal/日）として求められます．
　小児期のBMIは年齢によるパーセンタイル曲線が示されています．成人と異なりBMI値は変化し，特に低年齢では大きく変化します（図2）[2]．小児の体格は経時的に変化するため，エ

表2 目標とするBMIの範囲（18歳以上）

年齢（歳）	目標とするBMI(kg/m²)
18～49	18.5～24.9
50～64	20.0～24.9
65～74	21.5～24.9
75以上	21.5～24.9

〔「日本人の食事摂取基準（2020年版）」策定検討会：「日本人の食事摂取基準」策定検討会報告書（案）．https://www.mhlw.go/content/10901000/000491509.pdf（2019年3月22日公表）〕

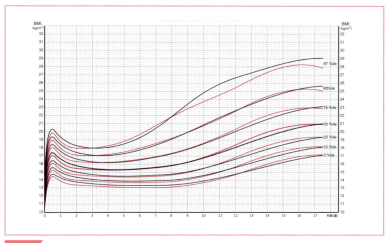

図2 BMI曲線

男児（黒線）と女児（赤線）を重ねて表している
〔Kato N, Takimoto H, Sudo N : The cubic function for spline smoothed L, S, M values for BMI reference data of Japanese children, Clin Pediatr Endocrinol 20 : 47-49, 2011. より引用，一部改変〕
Ⓒ JSPE

ネルギー摂取量の過不足は，成長曲線（身体発育曲線）（p.27 ポイント7 図1 参照）を用いてそのカーブに沿っているか，大きく外れていないかなど，成長の経過を縦断的に観察します．さらに小児の体格の評価には実測体重と標準体重から算出される肥満度も用いられ，肥満度20%以上が肥満とされます．

　乳幼児においては，乳児期及び成長期における栄養状態について，胎内での栄養状態や母乳からの各種栄養素の摂取も含め，特別の配慮が必要で，その食事摂取基準を決めることは大変に難しいことになります．そのため乳児における食事摂取基準は，母乳中の栄養素濃度と健康な乳児の哺乳量から目安量を算定しています（表3）[1]．しかし日本人の母乳中の各栄養素の含量について確実なものがあるわけではありません．

　生後0日目～5か月の乳児の栄養は100%乳汁に依存します．この時期の哺乳量に関しては0.78L/日とされ，離乳開始後の哺乳量は，6～8か月では0.60L/日，9～11か月では0.45L/日とされています．0～5か月児の育児用ミルクについては，約800mL/日，エネルギー摂取量は約600kcal/日，たんぱく質摂取量は約13g/日とされています．また，母乳栄養児と人工栄養児では6か月までの体重及び身長の増加に大きな差はありません．しかし離乳食の摂取を考えた離乳期における各栄養素の摂取量や小児を対象とした食事摂取の基準となる十分なデータはありません．

B　食べる機能の獲得と栄養・食行動

　たんぱく質：1歳以上のたんぱく質維持必要量は 0.66g/kg 体重/日とされています．乳児の場合のたんぱく質必要量は，健康な乳児が摂取する母乳や人工乳などに含有されているたんぱく質量から算定され，離乳期では哺乳量が減少し離乳食からのたんぱく質摂取量が増えます．同様に不可欠アミノ酸は，成人に比べて多く必要です．

　脂質：小児でも飽和脂肪酸摂取量を少なくすると成人と同様に血清総コレステロール及びLDL コレステロールが低下します．また，動脈硬化は小児期に始まり，成人期に進行し中年以降に冠動脈疾患が発症することが知られています．小児期の食習慣が成人期に引き継がれ，疾病罹患に関連することが示唆され，疾病予防の観点から小児期より飽和脂肪酸の過剰摂取を避けるために小児の飽和脂肪酸摂取量は成人とほぼ同じ（10％エネルギー程度以下）と考えられています．

　炭水化物・食物繊維：食物繊維摂取量が対象とする生活習慣病の発症や重症化予防に直接に関与する報告は小児では乏しい状況です．小児によくみられる疾病には便秘があり，高食物繊維摂取による便秘改善の効果があるとされます．3～5歳の小児における摂取量の中央値は8.7g/日（男児），8.5 g/日（女児）と報告されています．近年では腸内フローラにとって食物繊維は重要な栄養源と考えられています（p.47 ポイント 12 参照）．

　ビタミンA：1～5歳の小児の場合では 200μgRAE/日以上が推奨量とされています．母乳中のビタミンA濃度などから 300μgRAE/日が 0～5か月児の目安量とされています．6～11 か月児については，400μgRAE/日を目安量とされています．

　ビタミンD：ビタミンDが欠乏すると，小腸や腎臓でのカルシウム及びリンの吸収率が減少し，小児ではくる病，成人では骨軟化症の発症リスクが高まります．高齢者においては，ビタミンD不足の状態が長期にわたって続くと，骨粗鬆症性骨折のリスクが高まります．

　母乳栄養児でのビタミンD不足は国際的に課題となっており，日本でもビタミンD不足によるくる病・低カルシウム血症の発症が報告されています．小児・成人共に血清25—hydroxyvitamin D〔25（OH）D〕値が 20ng/mL 以下をビタミンD欠乏とされています．ビタミンDは皮膚でも合成されるので，血清 25（OH）D値は夏より冬季の方が低下しており，日光照射の少ない乳児ではビタミンD欠乏が起こりやすくなります．ビタミンD欠乏の危険因子として，完全母乳栄養，母親のビタミンD欠乏，日光曝露不足が挙げられています．出生時にビタミンD不足のあった児は，ビタミンDの栄養状態の改善に比較的長い時間を要する場合があります．アメリカ小児科学会では 2008 年のガイドラインでは 10μg/日が必要としていますが，達成率が低いことから日本の摂取基準では 0～5か月児における目安量を5μg/日，適度な日照を受ける環境にある 6～11 か月児の目安量を 5μg/日としています．

　ビタミンE：健康な小児のビタミンEの目安量は設定されていません．母乳中のビタミンE濃度は，初乳，移行乳そして成熟乳となるにつれて低下し，成熟乳ではおよそ 1/3～1/5 になります．日本人の母乳中のα-トコフェロール量から 0～5か月児の目安量は 3.0mg/日とされ，6～11 か月児については，4.0mg/日を目安量としています．

　ビタミンK：ビタミンKは胎盤を通過しにくく，母乳中のビタミンK含量が低く，乳児では腸内細菌によるビタミンK産生・供給量が低いため，新生児はビタミンK欠乏に陥りやすい状況にあります．そして新生児メレナ（消化管出血）や特発性乳児ビタミンK欠乏症（頭蓋内出血）が起こることがあり，新生児には出生後直ちにビタミンKの経口投与が行われ，さらに追加投与がされています．

新生児期にビタミン K 経口投与が行われていることを前提として，0〜5 か月児では目安量を 4µg/日とし，6〜11 か月児では母乳以外の食事からの摂取量も考慮して目安量を 7µg/日とされています．

　ビタミン B$_1$：0〜5 か月の乳児の目安量は 0.1mg/日，6〜11 か月児の目安量は 0.2mg/日とされています．

　ビタミン B$_2$：0〜5 か月の乳児の目安量は 0.3mg/日，6〜11 か月児の目安量は 0.4mg/日とされています．

　ナトリウム：2012 年の WHO のガイドラインでは，小児に対しては，成人の値（5g/日未

表3 「日本人の食事摂取基準（2020 年版）」

エネルギー・栄養素		0〜5(月)	6〜11(月)	1〜2 歳	3〜5 歳	成人(18〜29 歳)
エネルギー(kcal/日)		550/500	700/650*	950/900#1	1,300/1,250#1	2,650/2,000#1
たんぱく質(g/日)		10	25*	20	25	65/50
脂質	脂質(% エネルギー)	50	40	20〜30	20〜30	20〜30
	飽和脂肪酸(% エネルギー)	–	–	–	10 以下	7 以下
	n-6 系脂肪酸(g/日)	4	4	5	7	11/9
	n-3 系脂肪酸(g/日)	0.9	0.8	1.0	1.2	2.4/1.8
炭水化物	炭水化物(% エネルギー)	–	–	50〜65	50〜65	50〜65
	食物繊維(g/日)	–	–	–	8 以上	21 以上/18 以上
ビタミン	脂溶性	ビタミン A(µgRAE/日)	300	400	400/350	450/500	850/650
		ビタミン D(µg/日)	5.0	5.0	3.0/3.5	3.5/4.0	8.5
		ビタミン E(mg/日)	3.0	4.0	3.0	4.0	6.0/5.0
		ビタミン K(µg/日)	4	7	50/60	60/70	150
	水溶性	ビタミン B$_1$(mg/日)	0.1	0.2	0.5	0.7	1.4/1.1
		ビタミン B$_2$(mg/日)	0.3	0.4	0.6/0.5	0.8	1.6/1.2
		ナイアシン(mgNE/日)	2	3	6/5	8/7	15/11
		ビタミン B$_6$(mg/日)	0.2	0.3	0.5	0.6	1.4/1.1
		ビタミン B$_{12}$(µg/日)	0.4	0.5	0.9	1.1	2.4
		葉酸(µg/日)	40	60	90	110	240
		パントテン酸(mg/日)	4	5	3/4	4	5
		ビオチン(µg/日)	4	5	20	20	50
		ビタミン C(mg/日)	40	40	40	50	100
ミネラル	多量	ナトリウム(mg/日)	100	600	–		
		食塩相当(g/日)	0.3	1.5	3.0 未満	3.5 未満	7.5 未満/6.5 未満
		カリウム(mg/日)	400	700	900	1,000	2,500/2,000
		カルシウム(mg/日)	200	250	450/400	600/550	800/650
		マグネシウム(mg/日)	20	60	70	100	340/270
		リン(mg/日)	120	260	500	700	1,000/800
	微量	鉄(mg/日)	0.5	5.0/4.5	4.5	5.5	7.5/10.5#2
		亜鉛(mg/日)	2	3	3	4/3	11/8
		銅(mg/日)	0.3	0.3	0.3	0.4/0.3	0.9/0.7
		マンガン(mg/日)	0.01	0.5	1.5	1.5	4.0/3.5
		ヨウ素(µg/日)	100	130	50	60	130
		セレン(µg/日)	15	15	10	15/10	30/25
		クロム(µg/日)	0.8	1.0	–	–	10
		モリブデン(µg/日)	2	5	10	10	30/25

男と女で異なるときは，男／女で示している
0 歳は，推定エネルギー必要量及び目安量，1 歳以上は，推奨量または目安量または目標量を示しているが，詳細は日本人の食事摂取基準2020 年版を参照
＊：9〜11 か月の基準，#1：ふつうの身体活動レベル，#2：月経のありの場合
〔「日本人の食事摂取基準（2020 年版）」策定検討会：「日本人の食事摂取基準」策定検討会報告書（案），https://www.mhlw.go/content/10901000/000491509.pdf(2019 年 3 月 22 日公表)より作成〕

満)からエネルギー必要量に応じて，目標量を算出されています．

カリウム：1〜2 歳のカリウム摂取では，摂取量の評価そのものが難しく目標量を算定する根拠が乏しい状況です．3〜5 歳児については摂取量などを考慮し目標量が算出されています．

カルシウム：カルシウムの乳児の目安量については，母乳中のカルシウム濃度及び哺乳量から算出されています．育児用ミルクは母乳に近い組成になっていますが，その吸収率は母乳に対して低くなります．小児期，特に思春期（12〜14 歳）は骨塩量の増加に伴いカルシウム蓄積量が最も増加する時期で，カルシウム推奨量は他の年代に比べて最も多くなります．12〜14 歳の男子，女子の推奨量はそれぞれ 1,000mg/日，800mg/日で，これに対して，実際のカルシウム摂取量は少ないのが実情です．

鉄：満期産で正常な子宮内発育を遂げた出生時体重 3kg 以上の新生児は，およそ生後 4 か月まで体内に貯蔵されている鉄を利用できるので，鉄欠乏性貧血は乳児期の後期（離乳期）に好発します．6〜18 か月児における鉄欠乏性貧血は多く，この時期については特に貧血の有無と程度に注意し，必要に応じて鉄の補給を考慮すべきだと考えられます．小中学生では，鉄摂取量が推定平均必要量に満たない者の割合が高く，特に中学生女子は貧血の割合が高いとされています．

ヨウ素：0〜5 か月児の目安量を 100μg/日とし，6〜11 か月児では 130μg/日とされています．特に若年者では過剰摂取のみならず不足者の増加にも注意を払うべきと考えられています．

亜鉛：亜鉛の 0〜5 か月児の目安量は 2.0mg/日とされています．6〜11 か月児は，離乳食からの亜鉛摂取量を考慮する必要があり，離乳食と育児用ミルクからの亜鉛摂取量は3.1mg/日と算定されています．

血液検査による栄養評価

身体の栄養状態の生化学的方法による評価として血清蛋白の主な成分である血清アルブミンがあります．血清アルブミンは半減期が 17〜23 日と長いため，慢性疾患や術後の栄養評価に使用されます．生後 4〜5 か月には，成人とほぼ同じレベルになります．

RTP(rapid turnover protein)は，トランスサイレチン（プレアルブミン），トランスフェリン，レチノール結合蛋白などを指し，術後回復など，急性期の栄養評価に用いられます．半減期が短いため，アルブミンより鋭敏に反応します．半減期は，血清トランスサイレチンが1.9 日，血清トランスフェリンが 7〜10 日，血清レチノール結合蛋白が 0.4〜0.7 日です．その他には，総リンパ球も栄養状態を表しますが，色々な要素で変動します．

いずれの検査においても，他の要因による変動があるので，それを考慮して栄養状態の評価を行います．

文献

1) 「日本人の食事摂取基準(2020 年版)」策定検討会：「日本人の食事摂取基準」策定検討会報告書(案). https://www.mhlw.go/content/10901000/000491509.pdf(2019 年 3 月 22 日公表)

2) Kato N, Takimoto H, Sudo N : The cubic function for spline smoothed L, S, M values for BMI reference data of Japanese children. Clin Pediatr Endocrinol 20 : 47-49, 2011.

Column ④
水分の必要性と水分補給

　体内水分量は，摂取量と喪失量のバランスによります．水分摂取量は，食物中に含まれる水分も含めて計算する必要があります．健康な成人では，1日に約1.5～2Lの水分を摂取する必要があります．水分は節約して使うよりも余った水分を排出するほうが容易なので，水分を多めに摂ることは少なすぎるよりは好ましいといえます．新生児の腎機能は成人の半分程度ですが，基礎疾患のない場合には大きな問題はありません．腎臓が正常に機能していれば，体は水分摂取量の変動に幅広く対応することができます．しかし，低出生体重児や腎疾患・心疾患・呼吸障害などがあるときは，水分摂取量に注意が必要です．

　水分は，消化管からの吸収によって得られるほかに，体が栄養素を代謝するときにも300 mL程度の水が生成されます．水分は皮膚からの蒸発や，呼吸でも1日に700 mL（成人）程度が失われます．これを不感蒸泄といいます．激しい運動，高温環境，発熱などによる発汗で，水分の喪失量は急激に増加します．尿量からみた水分必要量の推定としては，成人の尿量は経験的に700 mL/日であり，400～500 mL/日以下は乏尿とされます．小児では尿量が最低1 mL/kg/時が目安となります．

　子どもは，水分不足に陥りやすい状況にあります．それは体の水分の比率が大人より多いからともいえます．おおまかには，水分必要量は50～100 mL/kg/日であり，年齢，活動量，緊張・不随意運動，呼吸状態，水分喪失量などによって変化します．通常，健康な成人は失った分を補うために十分な量の水分を飲むことができます．しかし，嘔吐や激しい下痢が続いた場合には，摂取量に比べて喪失量が多く脱水になることがあります（表）．また，意識障害や体の動きが制限されるような状況では，十分な水分を摂取できなくなる場合があります．

表　脱水を評価する臨床所見

徴候と症状	軽度	中等度	重度
喪失水分量(mL/kg)	＜50	50～100	＞100
体重減少	＜5%	5～10%	＞10%
全身状態	口渇感，意識清明，落ち着かない	口渇感，不穏，弱る	傾眠，冷たい，汗ばむ，不穏，昏睡
血圧	正常	正常（起立性低血圧）	低血圧・測定不能
脈拍	正常	軽度上昇	高度頻脈
呼吸	正常	深い，速い	深い，頻呼吸
毛細血管再充満時間（capillary refill time）	＜2秒	2～3秒	＞3秒
皮膚弾性（つまむと）	すぐ戻る	ゆっくり戻る	非常にゆっくり戻る
口腔粘膜	正常～乾燥	乾燥	乾燥/ひび割れ
涙	有	無	無

| 栄養

ポイント 9
重症心身障害児の栄養必要量と注意したい点を知ろう

Essence

☑ 重症心身障害児の栄養必要量の算出は難しい.

☑ 子どもの体調や体格, 生活も含めて栄養必要量を判断する.

☑ 不足しやすいビタミン・ミネラルや微量元素を知っておく.

重症心身障害児の栄養必要量

　食事摂取について健康の保持・増進のために摂取することが望ましいエネルギーと栄養素の量の基準が示されています(p.29 ポイント8 参照). これはふつうの健康な集団を対象としており, 健康状態や食事摂取状況などによって異なります. 特に子どもでは成長・発達も加わり複雑なものになります. さらに摂食嚥下障害のある場合は, 基礎疾患や体調などの問題が加わり食事摂取量の設定が難しくなります. そのために食事摂取量の評価を体重や年齢などで換算することは難しく, 総合的に考える必要があります. 各々の疾病について述べることはできませんが, それぞれの栄養必要量の推定は摂食嚥下障害を考えるための重要なポイントの一つです.

　障害のある場合の栄養必要量を推測する確立された方法はありませんが, 体重や身長から推定される基礎代謝量をもとに活動量を考慮して開始量を決め, そのうえで個別に調節します. 重症心身障害児(p.138 ポイント33 表1 参照)や脳性麻痺児における栄養必要量の推定することは重要ですが, その基礎代謝量とエネルギー消費量の算出は必ずしも容易ではありません. 体重当たりでエネルギーを標準的に消費する子どもか, あるいは高消費するか低消費するかを臨床的特徴から栄養必要量を推測して栄養補給を行い, 体重の推移をみて調節します. 重症心身障害児のなかには非常に少ないエネルギー量で生命を維持できる子どももいます. 年齢あるいは身長・体重から推測した基礎代謝量では誤差が非常に大きく, 個別の評価が必要になります.

　具体的なエネルギー消費量の算出は, 活動量, 筋緊張や呼吸障害により大きく変わり, 脳性麻痺では痙直型, アテトーゼ型などのタイプによりエネルギー消費量に違いがあります(表1)[1]. 体重当たりの栄養必要量が標準基礎代謝量の2倍以上必要な高エネルギー消費群の子どもの臨床的特徴は, 高度の筋緊張・不随意運動(アテトーゼ), 大きい移動能力, 刺激に対する強い反応性(易刺激性), 努力性の呼吸, 咳き込みが多いことなどがあり, エネルギー消費が多く, 筋肉質で皮下脂肪が少ないタイプになります. 一方, 体重当たりの栄養必要量が標準基礎代謝量よりも少ない低エネルギー消費群の子どもは, 筋緊張や動きが少なく, 皮下脂肪が厚く筋肉量が少ないという特徴があります. 皮下脂肪の測定も簡易に行え(図1), 栄養状態の指標になりますが, 基礎疾患のある子どもの基準値はありません. 呼吸努力を要しない気管切

表1 栄養必要量と臨床的特徴

A：高エネルギー消費群(R≧2)	C：中間群(1＜R＜2)	B：低エネルギー消費群(R≦1)
筋緊張の変動が激しい 不随意運動あり 皮下脂肪が薄く筋肉量が多い アテトーゼ混合型脳性麻痺 移動能力がある 刺激に対する反応性が高い 努力性の呼吸 咳き込みが多い	1＜R＜1.5　経管栄養 B群の要素軽度あり 1.5＜R＜2　経口摂取 A群の要素軽度あり	筋緊張の変動がない 動きが少ない 皮下脂肪が厚く筋肉量が少ない 痙直型脳性麻痺 移動しない 刺激に対する反応が少ない 気管切開，人工呼吸器の装着 呼吸に努力を要しない

R＝体重当たりの栄養摂取量／年齢別体重当たりの標準基礎代謝量
〔口分田政夫，他：重症心身障害児の栄養管理．静脈経腸栄養 27：1175-1182，2012．より引用・一部改変〕

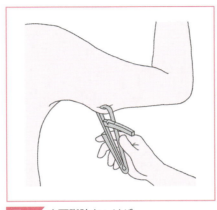

図1 皮下脂肪キャリバー

開，人工呼吸器を装着した子どもでは，エネルギー消費が少なくなります．例えば，年齢12歳で体重25 kgの重症心身障害児（男）は，基礎代謝基準値を使用すると，標準的な基礎代謝量（basal metabolic rate：BMR）は775 kcalとなり，動きの少ない痙直型では表1[1)]を参考に，例えばR＝1に設定し，栄養投与量は775 kcal程度，筋緊張の変動が激しいタイプは同様に，例えばR＝2に設定し，1,500 kcal程度と推定されます．栄養評価を繰り返しながら，Rは1〜2の間で経管栄養の場合は注入量を調整します．

栄養必要量の注意点

適切な栄養評価は重要ですが，机上の評価だけでは不十分です．活動性が少ない子どもでは，栄養必要量が基礎代謝量程度で十分なこともあります．体重，身長の定期的な計測を行い，その変化をもとに栄養必要量を検討します．

栄養必要量と同時に水分出納，栄養バランスの評価も重要です．どのような栄養素の不足の可能性があるのか，実際に栄養素の不足による症状が出ているのかを，子どもを見て判断します．不足する可能性がある栄養素を知り，不足したときにはどのような症状が出るのかを理解していることが必要です（表2）．

栄養不足は体力不足になり，食べる機能の低下につながります．栄養不足を気にして栄養必要量を過大評価すると，経管栄養や胃ろうからの注入により栄養過多になることもあります．このような場合は，空腹にならずに食欲が低下する可能性があります．

B　食べる機能の獲得と栄養・食行動

表2 経管栄養時に注意のいる主なビタミン・ミネラルや微量元素の栄養障害

銅欠乏	症状	貧血, 白血球(好中球)減少, 免疫能低下・易感染性, 骨変化
	含有食品・薬品	ココア, きなこ, オレンジジュース, ゴマ, 豆類, 味噌汁, 硫酸銅
亜鉛欠乏	症状	免疫能低下・易感染性, 腸性肢端皮膚炎(口唇周囲, 会陰部の皮疹), 下痢, 褥瘡の悪化, 成長障害, 口内炎, 脱毛, 味覚障害, 舌炎, 正球性正色素性貧血
	含有食品・薬品・薬剤	ココア, きなこ, 豆類, ゴマ, 味噌汁, カキエキス, レバー, 酢酸亜鉛製剤(ノベルジン®)[*1]
セレン欠乏	症状	大球性貧血, 筋肉痛, 心筋症, 爪床部の白色変化
	薬品	亜セレン酸ナトリウム
マンガン欠乏	症状	骨の発育低下, 運動失調
	含有食品	肉類, 豆類, 酵母, キウイフルーツ, 干ししいたけ
ヨウ素欠乏	症状	甲状腺機能低下症状, 甲状腺腫
	含有食品・薬剤	ヨード, 海藻
ビタミンK欠乏	症状	出血傾向
	薬剤	ケイツー®シロップ[*2]
ビオチン欠乏	症状	皮膚炎, 脱毛, 毛髪の色素喪失
	薬剤	ビオチン
カルニチン欠乏[*3]	症状	脳症, 高アンモニア血症, 筋力低下, 心筋症
	薬剤	レボカルニチン
長鎖脂肪酸欠乏[*4]	症状	不明であるが, 抗血栓作用, 血清脂質低下作用, 抗アレルギー作用, 抗炎症作用がある
	含有食品	肝油
食物繊維欠乏	症状	腸管機能低下, 便秘, 便量減少, 小腸絨毛萎縮, 腸内フローラの変化
	含有食品	ファイバー飲料

[*1] : 亜鉛欠乏で亜鉛を過剰投与すると銅欠乏になることがあるので, 補充時には両方含む食品が望ましい.
[*2] : 骨粗鬆症の治療としても用いられる. 消化管機能・肝機能低下, 胆道系障害, 抗菌薬の連用時に注意が必要.
[*3] : バルプロ酸, ピペコリン酸系抗菌薬により低下を招く.
[*4] : n-3系長鎖不飽和脂肪酸であるEPA, DHAは経腸栄養剤にほとんど入っておらず, 栄養剤のみであると欠乏する.

表3 主な経腸栄養剤・特殊ミルクとほとんど含有しない栄養素

経腸栄養剤・特殊ミルク	欠乏栄養素
エレンタール®, エレンタールP®	カルニチン, セレン
エンシュア・リキッド®	カルニチン, セレン, ヨウ素
ラコール®	カルニチン, ヨウ素
エネーボ®	これらは含有
ケトンフォーミュラ 先天性代謝異常症ミルク	ビオチン, カルニチン, セレン, ヨウ素
フォローアップミルク	亜鉛, 銅

ビタミン・ミネラルや微量元素の不足

　少ない経口摂取量や食事に偏りがある場合には, 通常は不足することのないビタミン・ミネラルや微量元素などが不足することもあります. それは経管栄養を行っている時にもみられ, エンシュアリキッド®やラコール®などの経管栄養剤には, カルニチンやヨウ素がほとんど含まれていません. またエレンタールP®などではカルニチンやセレンがほとんど含まれておらず, 同じ経管栄養剤を長期に使用する場合には, それぞれの栄養剤で不足しがちな成分と, 不足したときの症状を知り補う必要があります(表3). このようなビタミン・ミネラルや微量元素の不足が考えられる場合は, 血清濃度を測定し治療を行います.

ビタミン・ミネラルや微量元素の不足は，栄養摂取全体の低下に伴っておこる可能性があります．経管栄養児においては，ある程度のエネルギー量が入ることをもとに各成分が配合されているため，栄養摂取量が少なくなると，ビタミン・ミネラルや微量元素が不足することに注意が必要です．他にも偏食や運動しないこと，薬剤や生活の影響もあります．

微量元素欠乏を防止するためには，経管栄養剤だけに頼らずにさまざまな食材から栄養を摂取することが重要です．栄養補助食品も市販されており，不足しがちなものを補給することもできます．また栄養カテーテルから色々な食品を入れることによって栄養の偏りを補うことができます（p.94 ポイント24 参照）．具体的には，果汁，野菜ジュース，豆乳，茶（カテキン），ココア，酢，味噌汁，だし汁，スープ，昆布，ゴマ，ヨーグルト，ミキサーにかけて水分量を調整した固形食品など，栄養カテーテルが詰まらない状態にして注入します．例えば，ココア30gにはおよそ鉄4mg，銅1mg，亜鉛2mgが含まれています．

微量元素の欠乏を補うために栄養補助食品を投与することもあります．例えば，テゾン®は微量元素（銅，亜鉛，マンガン，セレン，クロム）を1パック当たり1日量の1〜1/3含みます．ビタミンでは水溶性ビタミン（ビタミンB_1，ビタミンB_2，ビタミンB_6，ビタミンB_{12}，葉酸，ナイアシン，パントテン酸，ビタミンC）の1日量の1/2〜1/3を含みます．

重症心身障害児ではカルニチン不足も重要な問題になります．もともと摂取量が少ないことに加えて，バルプロ酸やピペコリン酸系抗菌薬（フロモックス®，メイアクト®，トミロン®）の投与はカルニチン不足を引き起こす可能性があるので，カルニチンの服薬が必要になることもあります．

重症心身障害児における水分摂取

重症心身障害児における水分・電解質バランスの障害として異常喪失（水だけでなく電解質も喪失）があり，低ナトリウム血症になる傾向があります．水分の喪失する経路には，唾液（流涎），吸引（鼻，口，気管），発汗，胃液（胃からの吸引液の多量破棄），胃拡張・イレウス（消化管内への喪失），下痢・嘔吐があります．腎尿細管再吸収障害において低張尿（尿比重低下）がみられることもあります．内分泌的異常・中枢神経異常により，抗利尿ホルモン不適合分泌症候群（syndrome of inappropriate antidiuretic hormone secretion：SIADH）（カルバマゼピン〈テグレトール®〉服用者で特に注意），尿崩症，中枢性塩喪失がみられます．行動障害による多量の飲水で，低ナトリウム血症からけいれんになることもあります．下痢などによる脱水にも注意が必要です（p.35 Column ④ 表 参照）．水分摂取量や尿量，子どもの状態を見て必要に応じて検査を行います．

📖 文献

1）口分田政夫，他：重症心身障害児の栄養管理．静脈経腸栄養 27：1175-1182，2012．

| 食行動

ポイント

10 おいしく食べるための要因を理解しよう

Essence

- ☑ 空腹とそれを刺激する五感によって，おいしいと感じる．
- ☑ おいしいと感じることで，摂食機能は高まる．
- ☑ 脳は色々な刺激を感じ，快に感じることが摂食機能を促す．

食べる機能は社会性にもつながる

　子どもの食べる機能の発達には，形態的発達，機能的発達，そして食行動の発達があります．形態的発達には歯の萌出や口腔が大きくなることなどがあります．機能的発達とは，吸啜から咀嚼への発達です．食行動の発達は，自分で楽しく・おいしく食べる意欲の発達です．食行動の発達は通常あまり注目されませんが，摂食機能においては重要なことです．

　食べることは生活の基盤であり，栄養，楽しみ，コミュニケーションなどの要素が含まれます．乳幼児にとって食事は楽しみであるとともに，社会とのつながりの場所になります．

おいしく食べるために

　おいしく食べるためには，まず空腹という基本的な感覚が必要です．それに加えて食べることが楽しいと感じられることが大切です．そのため子どもの摂食嚥下障害への対応は，楽しくおいしく食べる方法を探すことといえるかもしれません．そこに経験や文化，情報が加わります（表1）．食べる機能は，子どもと大人で共通する部分と，異なる部分があり，子どもは食行動と摂食嚥下機能を獲得する発育期にあたります（p.71 ポイント19 参照）．それは嚥下障害の有無や重症度にかかわらず共通するものです．

　ここで説明する "楽しくおいしく食べるために" という話の前提として，次のようなことを考えておかなければなりません．食事においては，健康で楽しい環境であることが大切です．摂食嚥下障害においては基礎疾患のある場合が多いので，健康状態に問題があればまずその治療を優先します．障害があっても体調の安定が重要です．そして楽しい環境は，食べる場所や相手などの雰囲気も含めて総合的に考える必要があります．図1 に示すような要因が複合的に重なり，おいしさをつくります．同じ食物でも少しの環境の違いによって，おいしく食べられるときと，そうでないときがあることはいくらでも経験すると思います．好きな物や食べ慣れた物（主食など）はおいしく食べやすいといえます．むせや誤嚥がある場合は，楽しくおいしく食べられないどころか，苦しく危険性もあります．

空腹と満腹は脳で感じる

　おいしく食べるためには，空腹や満腹の基本を理解し，それを子どもの食行動の発達に活か

40

表1 おいしく食べるために

生理的欲求	経験・発達
・空腹 ・口渇[※1]	・脳への快の刺激 ・食文化(経験・環境) ・情報[※2]

※1：口渇は飲水に結びつく．
※2：大人では食に関する情報に左右される．

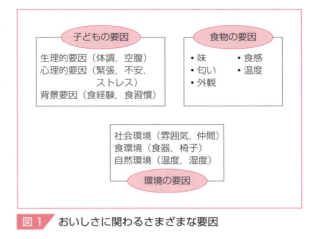

図1 おいしさに関わるさまざまな要因

すことが必要です．食物を摂取し胃が膨れると迷走神経を介して脳の満腹中枢が刺激され，満腹を感じます．また，食物が胃から腸へと進み，消化吸収され，血糖値が上昇すると満腹を感じます(図2)．したがって，空腹時に急いで食べると，血糖の上昇による満腹を感じる前に食べ過ぎてしまうことがあります．食物が入らない時間が長くなると，胃の中が空になり，血糖が低下し空腹を感じます．しかし，低血糖になることは生命に関わるほど大変なことなので，通常は低血糖になる前に自分の体に蓄えてある糖・脂肪・蛋白を利用して血糖の低下を防ぎます．そのため，空腹を我慢すると，空腹感が一時的に軽減することがあります．

しかし，食欲はそこまで簡単なものではありません．特に空腹感はさまざまなことの影響を受け，空腹から食欲へと後押しするものと妨げるものがあります．空腹感を後押しするものは食欲を刺激する快い感覚であり，妨げるものは不快な感覚やストレスです．空腹時によい匂いや料理をみるだけで食欲が急に増します．嗅覚も重要であり，嗅脳からの刺激が大脳皮質の味覚の中枢を刺激します．その時は刺激により脳の大脳基底核の快いという感覚を引き出すドパミンが放出されます．反対に空腹時でも嫌いな物や緊張のようなストレスがかかると急に食欲が低下してしまいます．すなわち，食欲が生じるためには空腹という基本的な状況に，食事は"快い"あるいは"楽しい"という感覚が必要になり，このような五感を通した快い刺激が大切です(図3)．

味覚の文化や経験を幅広く理解する

文化や経験は，自然に食行動に影響します．納豆のような食物がよい例になります．子どもの頃から納豆を食べる環境にいれば，多くの場合は特に意識することなく食べられますが，そのような機会のない地域では"これは何?"ということになります．慣れ親しんだ食物には安心感があります．

味覚には，甘味，塩味，うま味，苦味，酸味があります．味覚の刺激が快であると，食欲につながります．子どもは大人に比べ，苦味や酸味に対しては敏感で，嫌うことが多いものです．動物は食事に対して保守的です．それは新しいものにチャレンジすることに危険が伴うからです．安全な食物を信頼できる親から与えてもらうことで，新しい物でも子どもは安心して食べることができます．成人や高齢者は過去の経験から食習慣ができていますが，子どもはいろいろなことを経験して食習慣が形成される時期です．

B　食べる機能の獲得と栄養・食行動

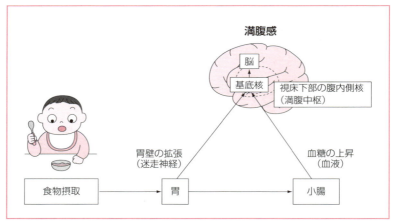

図2　満腹感の発生

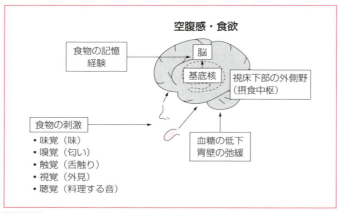

図3　空腹感・食欲の発生

　食物に対する感覚が保守的であることから，同じものばかりを食べていると，その食物に親和性を強くします．そうすると他の食物に拒否的になる可能性があります．そのため乳幼児期から幅広い食物を経験することが必要です．さらに子どもは食事を通してさまざまなことを経験し，学び，それはその後の生活の基盤となります．カモが最初に見た動くものを親と認識することを"刷り込み現象"といいますが，乳幼児期の食生活も"刷り込み現象"があるといわれ，それは成人まで影響するといわれます．学校給食や母の味など，小さい頃に食べた物は，その匂いや味などをすぐに思い浮かべられるのは，脳に刷り込まれているからともいえます（図4）．乳幼児期には楽しく色々な食物にチャレンジしていくことが必要であり，食事の時間の楽しさやコミュニケーションが大切になります．

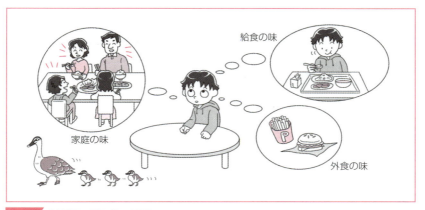

図4　食習慣の刷り込み現象

Column ⑤
幼児期の間食

　幼児期は発育のために，大人のように1日3回だけの食事では栄養が不十分であり，食事の間に1～2回の間食を要するとされてきました．成人に比べて，体重当たりの必要なエネルギー量は多く，消化機能は未熟であり，3回の食事だけでは必要なエネルギーが不足してきます．このため，必要なエネルギーを摂取するには3回の食事以外に食物を食べる必要があり，それが間食になります．しかし，近年では子どもの栄養状態の向上とともに，間食の考え方は変化し，子どもの間食は栄養補給だけでなく，親（保護者）や家族，友だちとのコミュニケーション，社会性や経験の場にもなるといった広い視野から考えられています．

　間食の考え方は社会的な状況においても変化します．一般に夜食は間食に含めませんが，子どもの生活が夜型になることにより，夜食も考える必要がでてきます．夜食は夕食後2時間以上経過してから寝るまでの間に食べることを指しますが，1歳児では40％，2～3歳児では30％が夜食を摂っています．

　市販の菓子類（特に糖分や油脂の多い菓子類）や甘味飲料の摂取が多くなると食事に影響が出ます．菓子類を食事に利用し，しっかり食事を摂らずに，お菓子が食生活の中心になってしまうことや甘味食品・飲料に偏ったおやつは避けたいと考えます．食事までにお腹が空いておやつをたくさん食べ，食事の摂取が少なくなるという悪循環に陥ることもあります．また，間食の時間を決めずに与えている親も多く，生活リズムを乱す原因ともなります．

　運動や遊びなどでのエネルギーの発散が少ないと，食欲がわかず食事量が少なくなります．食事やおやつを通して，適切な栄養補給，食習慣，社会性の獲得などに広がることが，この時期の好ましい食生活や食行動になり，それらのもとになる親の食生活も同時に考えることが必要になります．

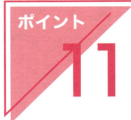

| 食行動

ポイント 11 食欲のメカニズムを理解しよう

Essence
- ☑ 空腹と満腹がどのように生じるかを理解する．
- ☑ 空腹を感じることによって摂食機能は向上する．
- ☑ 空腹が食欲につながるには五感などのプラスの刺激が必要となる．

空腹や満腹を理解して支援につなげる

　食事は空腹と満腹によって大きく影響されます．摂食嚥下機能を促進するには，食欲を引き出すメカニズムを理解することが大切です．その食欲を制御するメカニズムの基盤は，自分で生きていくために，楽しむために食物を欲することにあります．

　摂食嚥下機能は空腹や満腹に大きく影響されます．私たちは，空腹を感じると食欲が出て，それが食べるという行動につながり，満腹になれば食べることを止めます．食欲は生命維持に重要であり，食行動にも結びつきます．

　満腹や空腹は，自分から言わなければ他人が理解するのは難しいものです．本人に満腹や空腹を伝えるコミュニケーション能力があればよいのですが，そうでない場合は周囲の判断が必要になります．そのことは乳幼児や知的障害のある子どもの摂食嚥下障害の対応において重要なことになります．

食欲のメカニズム（図1）[1]

　食べることによって食物が胃に入ると胃が拡張し，胃が拡張すると迷走神経を介して中枢に働き，満腹感を感じて食欲が低下します．また，胃に入った食物はさらに腸管に進み消化・吸収されます．それによって血糖が上昇し，これも中枢に働きます．満腹になれば食欲は低下し，食べることに抑制がかかります（p.40 ポイント10 参照）．

　このような食欲のメカニズムには，脳の視床下部が重要な働きをしていることが実験的に示されています．視床下部腹内側核（満腹中枢）を破壊すると満腹を感じなくなり，肥満になってしまいます．反対に，視床下部外側野（摂食中枢）を破壊すると食欲が著しく低下し，痩せてしまいます．

　食欲のメカニズムにはホルモンも関係し，レプチンは，脂肪細胞から分泌され主に脳の視床下部の弓状核に作用し，その情報は視床下部外側野と内分泌を制御する室傍核に伝えられます．そして，脳内物質を介して食欲を抑制します．レプチンの他にもさまざまなメカニズムがあります．例えば，ペプチドホルモンであるグレリンは主に胃で産生され，胃が空になったときに血液中に分泌されて視床下部を刺激し，食欲を引き起こします．

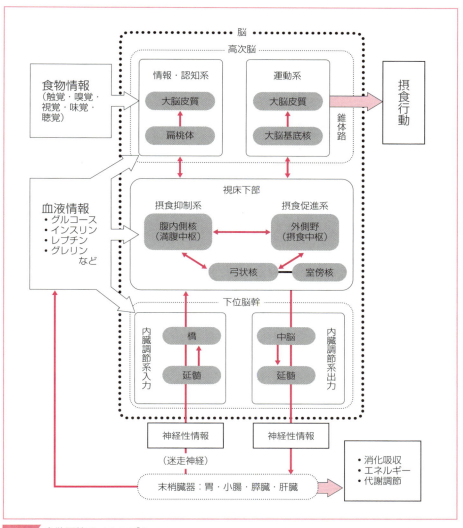

図1 食欲調節のメカニズム

〔塩田清二：Advanced 1 食欲のメカニズム．田角 勝，他（編）：小児の摂食・嚥下リハビリテーション．医歯薬出版，23，2006．より引用・一部改変〕

体調により摂食機能は影響を受ける

　空腹を感じることによって食欲が出て摂食機能が向上すると考えられます．健康なときは食事をしてから時間が経つと胃が空になり血糖値が低下し空腹を感じます．

　それでは空腹状態であれば必ず食欲が出るかというと，そうではないこともあります．例えば，面接試験などのストレスのかかる状態やプレゼンテーション前の緊張する状況では，おいしい食事があっても食欲が出ません．嫌いなものや食べ物と認識していないもの（昆虫など）になると，空腹であっても，無理に口に入れると吐き気がしてしまうことすらあります．嫌いなものを口に押し込まれても食べることはできません．そのため鼻をつまんで目を閉じて，我慢して飲み込むという行動をとることもあります．食事において空腹は重要な要素ですが，それだけではないということです．

B　食べる機能の獲得と栄養・食行動

　また，食欲には体調がよいことが必要です．体調が悪いと胃の中が空であっても食欲は出ません．発熱や呼吸が苦しい時などでは，食べる機能に何も障害がなくても食が進みません．このような時に食べる機能を促進しようとしても無理で，体調を改善することが必要です．

　摂食嚥下機能の評価においても，体調不良や満腹や緊張によってその結果が影響されますので，注意が必要です．

空腹から食欲を引き出す支援

　生活活動によるエネルギーの消費や食事をしてから時間が経つことで空腹になりますが，ストレスや体調不良があると空腹を感じず，食欲につながらないことがあります．空腹時に食事へのプラスの刺激があれば食欲は急激に増し，マイナスの要因があれば空腹であっても食欲は出ません．食事をおいしく食べるには空腹に加えて食欲を引き出す要因が必要になります．

　食欲を引き起こすメカニズムは，視床下部の制御だけではありません．脳が快を感じるシステムである"報酬系"も重要です．

　動物にとって食物は生命維持に必須であり，それを得るために強いモチベーションがあり攻撃的になります．しかし，ヒトでは文明・文化のもとでコントロールしているといえます．高次脳での食欲のコントロールのメカニズムは十分に解明されているとはいえませんが，まず五感への刺激が大切です．プラスの刺激としては，おいしい味，おいしそうな匂い，視覚的な刺激，調理の音による刺激，快適な触感などがあります．その他にも，一緒に食べる相手，食べる環境，食べる時間など，あらゆることが関係します（p.40 ポイント 10 参照）．それは安心や信頼，コミュニケーションということでもあり，過去の経験も大切です．大人では周辺情報なども影響します．例えば，有名店であるという情報や値段が高いというだけでおいしいはずであるというプラスの感覚が芽生えます．子どもでは，キャラクター商品やパッケージ，"おまけ"などが相当します．

　マイナスの刺激としては，緊張やストレスが要因になります．病院への入院もストレスになり，外来診察も大きなストレスや緊張の原因になる可能性があります．嚥下造影検査の撮影環境などは，飲み込みを悪くします．また，過去の食中毒の経験や不味いなどの情報もマイナスの刺激になります．過去の食事に関する嫌な経験から"○○"が食べられなくなったという人もいます．子どもでは偶然にある物を食べた時に吐いたという経験もマイナスの刺激としてしっかりと記憶されることもあります．特に，不快な経験となる嘔吐は極力避けていきたいものです．

● ● ●

　満腹時は食欲が低下し，そのようなときに食べることを強いられれば，それは苦痛になります．よって，満腹時に食べさせようと努力することは，子どもが食事を拒否することにつながります．経管栄養や胃ろうからの栄養剤の注入の問題点の 1 つは，満腹・空腹にかかわらず注入されることです．満腹や空腹は体調やエネルギー消費量など，さまざまな要因で変化し，適切な注入は一定の量や時間ではないはずです．注入量を空腹や食欲に合わせて毎回適切に変えることは現実的には不可能ですが，栄養面のみならず食欲を考慮した対応が必要です．

文献
　1）塩田清二：Advanced 1 食欲のメカニズム．田角　勝，他（編）：小児の摂食・嚥下リハビリテーション．医歯薬出版，23，2006．

| ポイント | | 食行動 |

12 食行動を引き出すために 腸内環境を整えよう

B

食べる機能の獲得と栄養・食行動

Essence

☑ 脳と腸は互いに情報伝達を行い，密接に影響し合っている．

☑ 腸内細菌叢（腸内フローラ）は脳腸相関において重要な影響を与えている．

☑ 腸内環境を整えることは食行動を促し，摂食嚥下障害においても重要である．

☑ 乳幼児期は腸内フローラの形成期であり，その生活が大切になる．

脳と腸のやりとりが作り上げる腸内環境

ストレスや不安を感じると胃腸の調子が悪くなり，食欲が低下することは誰もが経験し，腹痛や便意を催す人もいます．このような脳と腸の関係は「脳腸相関」といわれます．それは脳と腸は迷走神経やホルモンやサイトカインや自律神経系のネットワークを介して，互いに情報伝達を行い影響し合います．脳は自律神経を介して，腸にストレスを伝え，逆に病原細菌の腸管への感染は，脳に不安感をもたらすとされます．そして脳腸相関において腸内フローラ（腸管細菌叢）の役割が明らかになってきており，「脳—腸—腸内細菌（腸内フローラ）」という関係の注目度が高まってきています．（図1）

腸内フローラの異常が起こり消化管の粘膜に刺激が加わると，この刺激は迷走神経を介して延髄孤束核に，脊髄後根神経節を介して視床，皮質に伝えられ，内臓知覚と言われます．ストレスは脳の視床下部から副腎皮質刺激ホルモン放出因子（CRF）を分泌します．CRFは副腎皮質刺激ホルモン（ACTH）の分泌を促し，副腎皮質から糖質コルチコイドの分泌をさせ，ストレスに適応するための反応をおこします．その反応は腸管の平滑筋の運動亢進とともに，腸内フローラに影響します．このように腸と脳はしっかりとした情報伝達がなされて活動し，そのメカニズムは空腹や満腹を感じ，食行動につながることと似ています（p.40 ポイント10 参照）．

そして腸内フローラは，過敏性腸症候群，免疫，アレルギー，がん，糖尿病，ストレス，不安などさまざまな疾患に関与することがわかってきました．それらのすべてのメカニズムは解明されていませんが，健康や疾患に大きな影響を与えているために，注目が高まるものとなっています．

腸内フローラは乳幼児期にほぼ形成される

ヒトの腸内には，1000種，100兆個以上の細菌が生息しているといわれ，その腸内フローラは有用菌（善玉菌）と悪用菌（悪玉菌）と日和見菌に大きく分けられます（表1）．

母体内で無菌の環境で育った赤ちゃんは，出生時から産道や乳首などとの接触により，皮膚や気道や消化管などの粘膜では細菌の増殖が始まります．4日齢頃には腸内フローラはビフィ

47

B　食べる機能の獲得と栄養・食行動

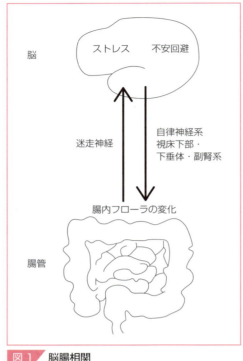

図1　脳腸相関

表1　腸内フローラの分類

有用菌(善玉菌)	悪用菌の増殖を防ぎ，腸の調子を整え，身体によい働きをする菌 例：乳酸菌，ビフィズス菌
悪用菌(悪玉菌)	腸内で有害物質をつくり，身体に悪い働きをする菌 例：ウェルシュ菌など
日和見菌	どちらにも属さず，有用菌，悪用菌の優勢な方の味方をする菌 例：バクテロイデスなど

ズス菌が優勢になります．母乳あるいは育児用ミルクかの環境によっても腸内フローラの違いがみられます．

　離乳食を始める頃から日和見菌や悪用菌も増えます．有用菌と悪用菌が競合し，離乳期になると腸内フローラは大人に近づき，幼児期では大人とほとんど同じパターンになります（図2）[1]．

　ビフィズス菌や乳酸菌は，腸内に細菌を全く持たない動物では腸内で増殖し定着しますが，そうでない場合はそれまでの腸内フローラや食事により変わります．発酵食品や乳酸菌飲料の摂取はビフィズス菌や乳酸菌を増やして悪用菌を減少させ，腸内フローラのバランスが良くなります．しかし摂取したビフィズス菌や乳酸菌は腸内に定着せず，ほとんどそのまま排出されると考えられています．

　すなわち，腸内フローラは乳幼児期に作成され，その後の環境に影響されるものの，成人になっても影響を与えるとされます．

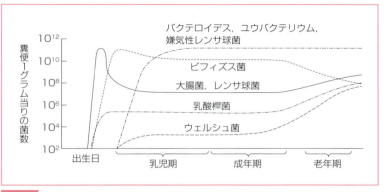

図2 年齢による腸内細菌叢の変化
〔光岡知足：腸内菌叢研究の歩み．腸内細菌学誌 25：113-124,2011 より作成〕

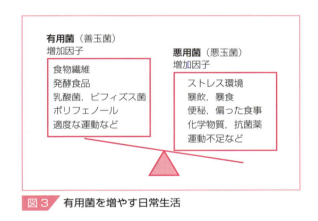

図3 有用菌を増やす日常生活

摂食嚥下障害においても腸内フローラを整えよう

　摂食嚥下障害により腸内フローラがどの程度影響されているかわかっておりませんが，腸内フローラのバランスは常に崩れやすい状況にあります．実際に摂食嚥下障害では食事内容の偏りや便秘や軟便などの消化管症状をよく経験します．その腸内フローラを整えることは，消化器管機能や健康維持，そして食欲や食行動にも結び付いてきます．特に腸内フローラが形成される乳幼児期の生活は大切になります（図3）．

　乳幼児期の食行動と腸内フローラの関係は明らかではありませんが，食事内容に偏りがおこりやすい摂食嚥下障害において腸内フローラへの影響が出ないはずがありません．いずれにせよ経管栄養などを行うような乳幼児の腸内フローラにはもっと注意を払う必要があると考えられます．特に乳幼児期は腸内フローラを形成する重要な時期だからです．

　腸内フローラは便秘や消化管の活動はもちろんのこと，神経発達や食行動に影響が出る可能性があります．不安や落ち着きと関係の深い神経伝達物質であるセロトニンは腸管で産生されますが，特定の腸内細菌が関与することがわかってきています．

　また以前から適正な腸内細菌を育てることが，心の健康に良いといわれてきましたが，腸内細菌のなかで抑制性の神経伝達物質である GABA を産生する菌の存在もわかってきました．さらに腸内フローラと自閉スペクトラム症やうつ病などの関連も報告されています．

B　食べる機能の獲得と栄養・食行動

表2	食物繊維が豊富な食材・食品例
野菜類	スイートコーン，サツマイモ，ゴボウ，ニンジン，大根，レンコン
豆類	大豆，枝豆，インゲン，小豆，おから
キノコ類	シイタケ，エノキ，シメジ，キクラゲ
果物類	バナナ，リンゴ
海藻類	わかめ，ひじき，めかぶ，昆布

不溶性食物繊維：腸の運動を活発にして，便通を促し，有害物質を排出する．
水溶性食物繊維：脂肪・糖分の吸収を緩やかにし，有用菌を増やす．

　様々な原因による摂食嚥下障害ですが，その結果として起こる腸内フローラの変化が，乳幼児の食行動に影響を及ぼしている可能性があります．ストレスは食行動に大きな影響を与えるので，ストレスに関係の深い腸内フローラは摂食嚥下障害と切り離せないものになります．今後このような腸内フローラの乱れが，乳幼児の食行動に影響をもたらすということが明らかになるかもしれません．

腸内フローラを育てることを意識する

　腸内フローラの形成には，母体環境や母乳栄養が関係します．そしてその後は環境要因によります．食物繊維は，有用菌を増やし活動を活発にするとされます．食物繊維には不溶性と水溶性があり，腸内フローラにとっては水溶性食物繊維が重要で，わかめ，昆布，果物などに多く含まれます．不溶性食物繊維は豆類，キノコ類，野菜，果物などに含まれます（表2）．日本人の食物繊維の摂取量は年々減少して，食物繊維は不足していると考えられます．そして乳幼児期の摂食嚥下障害では，食物繊維の摂取も少なく腸内フローラを整えにくい状況にあると考えられ摂取を意識する必要があります．

　健康な便には発酵が重要であり，そのためには食物繊維と有用菌が必要になります．発酵食品には，納豆，みそ，しょうゆ，漬物，ヨーグルトなどがあり発酵菌は有用菌を増加させます．

　また腸内細菌はヒトでは消化することの難しい食物繊維から，短鎖脂肪酸（酢酸，酪酸など）を生成します．その短鎖脂肪酸は大腸上皮細胞のエネルギー源として利用され，中枢神経に影響を与える物質として注目されています．その短鎖脂肪酸に特異的なレセプターが見つかり，新たな生理機能や病態との関係が考えられています．

　腸内環境を整えるプロバイオティクスやプレバイオティクスなどの機能性食品は，有用菌を増やし悪用菌を抑制します．その結果，腸内フローラのバランスが整い健康につながると考えられ，その活用が考えられます．

文献
1）　光岡知足：腸内菌叢研究の歩み．腸内細菌学誌 25：113-124，2011．

食行動

ポイント 13 脳でコントロールされる摂食嚥下を理解しよう

Essence
- ☑ 嚥下は脳で複合的な刺激を統合しコントロールされている．
- ☑ 食べる過程は多くの部分が無意識に行われる行動である．
- ☑ 飲み込みを意識すると下手になる．

嚥下は脳でコントロールされる

　嚥下は反射的に起こるものであり，脳幹に嚥下中枢があります．食物が下咽頭，喉頭にくると，その感覚刺激が脳幹を経て大脳に伝わります．そして，嚥下をコントロールする中枢は大脳の島や帯状回にあるといわれています．嚥下は，これらの直接的なコントロールのほかに，視覚，聴覚，味覚，触覚，嗅覚の五感の刺激，空腹や満腹などからの制御も行われます（図1）（p.44 ポイント11 参照）．

嚥下過程と調節

　摂食嚥下においては，食物を認識して口に取り込み，咀嚼し食塊を形成し，嚥下します（図2）[1]（p.78 ポイント21 参照）．脳では口に入れる前から，食物の味や匂いや温度や固さを感じています．そして食物が口腔に入ると実際の味や匂い，かたさ，大きさ，形，温度，水分含有量などが感覚として入力され，それぞれの入力刺激に合わせて食物処理のために口腔運動を行い，嚥下できる大きさや形に処理します．乳児では咀嚼ではなく，哺乳によって，乳汁をそのまま嚥下します．下咽頭にいくまでは随意運動であり，その後は止めることのできない不随意運動になります．

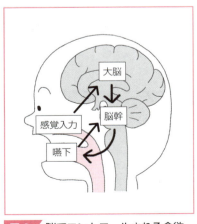

図1　脳でコントロールされる食欲

B 食べる機能の獲得と栄養・食行動

　随意運動といっても，通常の食事において，咀嚼しようとか嚥下しようとかと考えることはありません．随意運動でありながら，ほとんど意識せず，ほぼ無意識に食べています．何回噛んでから飲み込もうと考えても，すぐに意識しなくなってしまいます．このような意味では，食べることも含めて私たちの生活はほとんど無意識に行っているといえます．

　日常生活において意識して飲み込む場合としては，薬の錠剤やカプセルを飲み込むときがあります．そのようなときに飲み込み上手になるかというと，そのようなことはありません．かえって緊張して飲み込みが下手になる人が多いのではないでしょうか．このように飲み込みを意識することは，必ずしも摂食嚥下機能を上げるわけではありません．50センチの幅をジャンプして飛び越えることは簡単ですが，50センチの幅の下に深い谷があると足がすくむのは，そこに意識が入るからです．要するに，意識することによって普段できていたことができなくなるということもあります(図3)．

　飲み込ませようとして「ゴックンして！」と励ますことがありますが，何も言われないほうが楽であるという場合も少なくありません．「これを飲み込めるかな」と考えた時点で，脳は飲み込めないかもしれないという危険を感じ，止めようという指令も出しているのです．

摂食嚥下機能と意識

　食事中に眠気などがあり意識が朦朧としているのは困りますし，意識が清明であることは重要なことです．自然に覚醒度が上がる食事は，より安全に食べられるといえます．目の前の食物に食欲や食べる意志を示すことは重要ですが，飲み込みを過剰に意識させると下手になることがあります．私たちは何も考えずに咀嚼し，自分のタイミングで適当な大きさのときに嚥下します．適度に意識することは誤嚥を防ぐことになりますが，意識しすぎることは，かえって飲み込みを悪くします．これは嫌いな物を食べるとき，食べたくないときなどで起こりやすくなります．

　摂食嚥下障害の対応においては，意識をさせるのではなく，自ら意識が上がることが大切です．そのためには，好きな物，匂い，温度，味，食感などの気持ち良い刺激が大切になりま

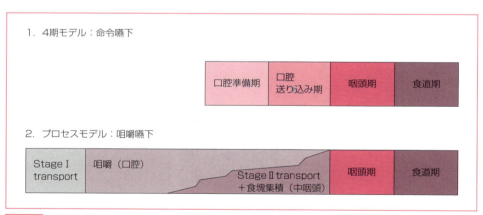

図2　4期モデルとプロセスモデル
命令嚥下をもとにした4期モデルでは，各期が時間的に重複することなく進んでいく．実際に固形物を食べるときには，咀嚼された食物はStage II transportによって，中咽頭へ運ばれた食塊が集積される．そのため，嚥下前に食物は口腔と咽頭に存在する．これは小児でも同様である．
〔松尾浩一郎，Palmer JB：3．プロセスモデル：基礎編 4章摂食嚥下のモデル．才藤栄一，他（監）：摂食・嚥下リハビリテーション第3版．医歯薬出版，99，2016．より引用〕

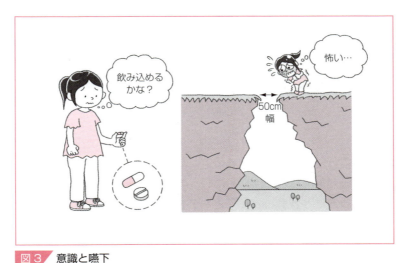

図3　意識と嚥下
飲み込みを意識すると不安になってしまう．

す．それは好みにより異なります．一方，誤嚥が少ないといわれる"とろみ"のついた物や均質な物は，刺激の少ない食物になってしまいます．一般的に誤嚥を起こしにくい食物は，食べるときの刺激が少ない物であることも考え，それぞれの機能に応じて考えることが必要です．適度に意識して嚥下することは悪いことではありませんが，目標は無意識に飲み込めるようになることです．子どもに意識して食べさせようと，やり過ぎないように注意する必要があります．子どもが自分の五感で食物を感じ，自分で気持ちを活かし，食べることにつなげるようにします．

文献
1) 松尾浩一郎, Palmer JB：3．プロセスモデル：基礎編 4 章摂食嚥下のモデル．才藤栄一，他（監）：摂食・嚥下リハビリテーション第 3 版．医歯薬出版，99，2016．

| 食行動

ポイント 14
食行動の発達と食習慣について理解しよう

Essence

- ☑ 食べる機能は"食行動"の一部である.
- ☑ 乳幼児期は食行動が形成される時期であり,学童,成人さらに次世代へとつながる.
- ☑ 摂食嚥下障害の有無にかかわらず,子どもの食行動の発達を理解したうえでの支援が必要である.

食行動とは

食行動とは食物摂取に関するさまざまな行動を指し,食べる行為だけでなく,食物の生産,加工,流通,食品の選択,調理まで含み,文化や社会的背景とその変化の影響を受けます.子どもは親を通してこれらの情報を受け取り,食行動の基本が乳幼児期に形成されます.食べる機能は食行動の一部と考えることもできます.

食行動のおよぼす影響は非常に広い範囲におよび,生活のすべてに関係します.子どもにおいては食べることが生活の中心であり,親(保護者)からみれば食べさせることが育児の中心となります.そして,食行動は,食べる機能の発達のみならず,子どものすべての発達に関わります(表1).

食行動を通した愛着形成

すでに胎児期から,羊水の嚥下や哺乳様運動などの食行動は始まっており,それが生後の哺乳へとつながります.母乳による育児は,栄養,免疫,経済性,スキンシップなどの優れた面を持ちます.出生時から母乳を与えることは最大の愛情表現で,母子関係の構築に役立ちます.食事は,栄養摂取のために食べる,あるいは食べさせるというだけでなく,食事を介して母子関係あるいは情緒などを学びます.母乳あるいは人工乳にかかわらず,食事には非常に多くの意義が含まれています.哺乳・授乳を通しての信頼関係の構築は大きく,母子関係を強化し,コミュニケーションや社会性を学ぶ重要な場面になります.そのため,親は子どもの空腹や要求を感じ,子どもとのコミュニケーションを意識した授乳を行うことが望まれます.そして,乳児は哺乳反射によって反射的に飲むことから始まり,自分の意志で飲むあるいは食べることを獲得して

表1 食べることを通した発達

- ・対人関係・社会性の発達:コミュニケーション,生活リズム・生活習慣
- ・愛情の発達:愛着,信頼,母子関係
- ・自我の発達:行動の選択,目標への行動
- ・感情の発達:気分・感情のコントロール
- ・運動機能:手の巧緻性,手と口の協調,咀嚼
- ・感覚機能:食欲,味覚,嗅覚,触覚,視覚,温度覚

いきます.

　何らかの理由で乳児が経口哺乳できない場合は，栄養摂取の問題だけではなく，哺乳という食行動の結果として得られるコミュニケーションや社会性の経験が不足する可能性があります. そして，親にとって，授乳が順調に進まないことは大きなストレスになり，育児全体にも影響します. 親は食事の準備や食べさせることに多くの時間と労力を割きます. そのなかで，食事全体が愛情表現になり，親は子どもがおいしく食べれば愛情が受け入れられたという満足感を得ます. しかし，子どもが食物や食事に不満があり嫌がると，親は拒否されたという感覚を持ちます.

哺乳がつくる母子関係

　多くの哺乳動物は生後間もなくから生きていくために，直ぐに"歩く""飲む"などができるようになります. しかし，ヒトは食べる機能や運動機能において他の動物より未熟な状態で出生し，ある程度の自立までにおよそ1年以上の期間を要します. 低出生体重児においてはなおさら未熟な状態で生まれます. 生きていくために乳児は母乳やミルクを摂取し，母親は授乳する必要があります. この関係が成立しなければ，生きていくことができません. さらに社会的に自立できるということになると，15年以上かかります. そのために，ヒトは社会性が高いということで，成熟の遅さをカバーするともいえます. 乳児は母乳・ミルクが欲しいときに，親から離れていても泣くことなどにより，その必要性を伝えることができます. 哺乳においてもそれぞれの子どもは，生まれもった気質があり，そこに経験が加わります. 一方，食べさせる側もそれぞれが異なる経験を持ち，その経験や学んだ知識をもとに食事を子どもに与え，母子関係がつくられます.

子どもの生活の中で食習慣が作られる

　食行動を考えるときに，食習慣という言葉が用いられます. 食習慣とは，一定の食行動が繰り返し行われることにより，日常生活のなかに定着した習慣のことです. "朝食を食べる"あるいは"朝食を食べない"というように，人によって食習慣はさまざまです. 乳幼児期は日々の経験からその生活習慣を形成していく時期であり，食習慣もその1つです. 1回の食事に費やす時間の長短は，幼児期に決定するともいわれ，幼児期と形成された食習慣が，後の生活にも影響すると考えられます.

　食行動の1つに食物の選択があります. そこでは安全性，経済性，嗜好などさまざまな要素が考えられますが，安全であることは特に大切です. しかし，乳幼児は自ら食物の選択をするわけではなく，親の選択に委ねられます. この時期の食の安全を保障するのは，親が与える食物です. そこに大きな信頼関係があるから子どもは安心して食べられ，そして生きていくために最も重要な食物を与えてくれる親に対する信頼は，より深いものになります. さらに，食物の種類の選択のみならず，速度・リズム，姿勢，環境なども親が選び与えることになります. 親の食習慣や食に対する考え方が子どもの食行動に大きな影響を与えるので，親の食行動や栄養，育児に関する知識や経験が重要になります.

食行動と生活リズム

1. 生体リズム

私たちは24時間を周期とするリズムで生活をします．これは体内時計と昼夜リズムによって調節され，さらに神経や内分泌・代謝機能によって体内の恒常性を保ちます．食行動も生活リズムの基盤となり，食べる時間，回数，量，内容などがあります．昼光性の動物であるヒトは，乳児期前半を除けば日中に食事を食べることが基本であり，規則正しい食事も生活リズムを形成する重要な因子となります．一定の時間帯に食事摂取することにより，体がそのリズムを記憶し，一定の時刻になると消化酵素などが分泌されて栄養摂取効率もよくなります．朝食抜きや夜遅く食べるような，生体リズムを無視した不規則な食事の継続は，栄養の吸収や健康に悪影響を及ぼす可能性があります．脳の発達面からも，1日3回程度バランスよく食べることがよいといわれます．

2. 家庭での食事

最近，"個食" "孤食" という言葉ができているように，社会全体の食行動に変化がみられ，それが子どもにも影響しています．核家族化，共働きなどの影響もあり，食事を作る時間，あるいは食べる時間が減少しています．子どもにとって，家族一緒に食事をゆっくり食べることは，栄養摂取という観点だけではなく，食べることの楽しさ，そしてコミュニケーションや社会性を学ぶ場として重要であり，子どもの発達に欠かせません．市販されている離乳食や保育所などで提供される食事は，栄養面だけではなく，おいしさ，安全性，季節性など，さまざまな工夫がされており，上手に活用することはよいことです．しかし，親と一緒に食べる食事によって得られる "親子関係を強化する" という面での代用はできず，市販品や保育所などの食事が親の作ったもの以上になるとしたら，それは残念なことです．乳幼児期の食習慣は，学童期，思春期，さらに次世代へとつながるということを忘れてはいけません．

食べ "物" より食べる "行動" に注目したい乳幼児期

乳児期の食事は，乳汁や離乳食といった "物" ばかりに目を向けるのではなく，親子の関わりや育児・保育全体のなかで成長・発達を支援していくことが食行動につながります．乳児の行動，成長・発達，地域の食文化，家庭の食習慣などを考慮し，離乳食の質や量を個々に合わせて進めていきます．

乳幼児期の食物は親が決めて与えますが，目標はそれを残さず上手に食べることではなく，子どもの意志を親が感じ，それに合わせて食物を与えることにあります．これは子どもの要求に何でも従うという意味ではなく，子どもの要求を理解するということです．食物を嫌がることや口から出すことなども含めて，食事でのやりとりを楽しむことが大切であり，これがコミュニケーションにつながります．これは摂食嚥下障害のある子どもにおいても同じことがいえます．

乳幼児期はさまざまな感覚を経験し学ぶ時期です．そのため，食事の時間においても，子どもは食物を突いたり，擦りつけたり，味わってみたり，匂いを嗅いだりします．このようなことをしながら，子どもは食事を楽しみます．新しい食物に対しては警戒して，外見，匂い，感触などで判断し，好ましくないと思えば拒否します．新しい食物でも慣れると，多くの場合は受け入れるようになります．

食を通してのコミュニケーションの学習

1. 子どもの食生活は共同作業

　子どもからみれば，生きていくのに必要な食事を提供してくれる親に愛情を感じることになり，親子の絆が深まるといえます．しかし，ある食物がすべての子どもにとっていつもおいしく楽しいものとは限らず，同じ親子でも状況によっても大きく変化します．乳幼児期の食事は，親子が共同して栄養摂取を行いますが，そのスタイルはそれぞれで異なります．

　食行動や摂食嚥下に障害がある場合は，保護者のほかに，医療や保育，福祉，教育など多職種が関わります．そのような人たちが食事を支援するときには支援に対して共通の認識を持つ必要があります．認識がずれることは信頼関係を失うことになるので，食事の時間の意義を理解しておく必要があります．

　食べさせること・食べることは，お互いを理解して進める必要があります．子どもが自分の意志を表現し，親がそれを感じて理解し支援することが最もよい流れになります．そうすることで，子どもは食べることを楽しめ，食べる機能が発達していくことにつながります．親子の関係に一定の形はありませんが，関係が崩れるとスムーズな食事を行うことが難しくなります．

2. 子どもを育てる食生活

　経験を重ねることによって食事は変化します．子どもは要求を毎回変えます．親がその要求をどの程度理解できるかが大切になります．これは本やインターネットや SNS などの情報から知識として学べる部分もありますが，多くは実際の経験を通して学ばなければなりません．親は，子どもに何を，どの程度，いつ，どこで食べさせるかの決定権をもちます．したがって，食事がスムーズにいかないことで，ストレスを感じる親もいます．親の準備に子どもがうまく反応してくれると食事はスムーズにいきます．そうすると，親が自然に子どもを支援する形になり，子どもも空腹になると何らかの合図を出すようになります．コミュニケーションの問題がある場合は，合図が少ないことを考慮した支援が必要になります．

　家族での食事によって，子どもは親の価値観を学び，家族としての価値観を共有するようになります．食事内容や食べ方などは各家庭によって異なりますが，例えば，親が残さずに食べることは食物の価値を子どもに教えることになり，苦手な物でも食べることも意味をもちます．そして，子どもは自分で食事をコントロールすることを学びます．しかし，楽しいはずの食事が強要されると，苦しいものになります．食事の時間をどのようにとらえるかは個人的なものですが，小児期の楽しい食事経験は，積極的な食行動につながり，嫌な経験ばかり積めば，食事は栄養摂取のためのつらい作業になります．

　食事は各国で異なり，同じ国でも家庭によって食事の選択は異なります．わが国では，多くの家庭において家族全体が集まって食事をすることが難しくなっています．両親が働いていると料理を作る時間が少なくなるのも当然のことです．だからこそ，食事は栄養を摂るためだけのものではないことを意識して食事の時間を大切にしたいものです．

食行動

ポイント 15 食事にかける時間の重要性について理解しよう

Essence
- ☑ 食事は栄養摂取や健康維持に大切な時間である．
- ☑ 食事はコミュニケーションや社会性の発達のための時間として重要な役割を持つ．
- ☑ 食事を通したコミュニケーションによってさまざまなことを学ぶ時間である．
- ☑ 食事が"しつけ"の場になり，楽しさがなくならないようにする．

乳幼児の食事は生活の真ん中に

　食事は，栄養摂取，健康維持，楽しみであるとともに，社会とのつながりの場になります．食事は子どもの生活全体や成長・発達に関わり，コミュニケーションや社会性を学ぶ場になります．その食べる機能が障害された場合は，生活全般にわたって影響を受けます．食べる機能の障害への対応においては，基礎疾患や合併症の評価とともに，栄養や発育，コミュニケーションや社会性の発達を促すことを考えなければなりません（図1）．

食事はコミュニケーションのための重要な時間

　初めて母乳を飲ませ，そして離乳食へ移行する，どの時期においても，赤ちゃんとのコミュニケーションが必要です．赤ちゃんが泣いて母乳を欲しがっている，離乳食を食べたそうにしている，顔をしかめて嫌がっている，満腹になってきているなどを，保護者が感じ取ることが重要です．これは非言語性のコミュニケーションの1つです．

　食事は栄養を摂るためだけのものではなく，社会性，コミュニケーション，日常生活を学ぶ

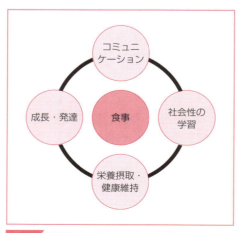

図1　子どもにおける食事の意義

ための場になります．食事をどこで食べるかによっても気分は異なり，例えば病院での食事と誕生パーティの場面では大違いです．食べる順番や取り分け，マナーなど，それは家族や友人，さらに広いつながりへの入り口となります．

　大人においても"個食""孤食"といわれるように，食事を1人で食べる頻度が増えており，食事のコミュニケーションの場としての役割が減ってきています．食事以外の場所でコミュニケーションがとれていればよいのですが，家族という単位を考えれば，食事の時間がバラバラになるということ自体，家族のコミュニケーションが少なくなっていることを意味しています．

　摂食嚥下障害がある子どもにおいても，家族と楽しく食べられる環境が食欲を引き出します．また，食べることができなくても，そのコミュニケーションに加わることが大切です．そのためにも，食べること，食べさせることが，楽しいことである必要があります．

教育の場としての食事

　幼児期や学童期の重症児においては，食事の時間は最も重要な教育時間の1つになります．食事は食物が優れた実践的教材になります．食物を教材として上手に使いこなすようにします．コミュニケーションが苦手な子どもにとって，食事はコミュニケーションの学習にもなる重要な時間です．そのためにも，重症児において食事の時間を教育の時間としてとらえ教科と同じように十分に割くといった配慮が必要です．

　家庭においても学校においても，食事が"しつけ"の場あるいは"教える"場になり過ぎて，楽しさがなくなってしまうのは問題です．

　家庭や教育の場で好き嫌いを克服しようと努力することがよくみられますが，好き嫌いを克服するために食事を楽しめなくなることは本末転倒です．食事摂取が苦痛になると，コミュニケーションをとるための時間にもなりません．その場合には，経口摂取を中断することも考慮し，どのような食事摂取の計画を立てればよいのか，食事以外のことも含めて総合的に検討する必要があります．

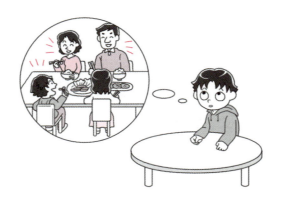

| 食行動

ポイント 16 食事（食生活）に影響する さまざまな要因を理解しよう

Essence

- ☑ 食事は，文化，家族構成，保護者の経験など，さまざまな要因が影響する．
- ☑ 食事を楽しくするためにはストレスを減らす．
- ☑ 食事に関する嫌な経験を避ける．

食事におけるストレスの影響

　子どもによっては出された物を残さずに食べることが大きなストレスとなることがあります．その結果，食事に対する悪いイメージが生まれ，それを大人になるまで持ち続けることもあります．食事にストレスを感じることを表1に示します．このようなことは日常生活においてしばしばみられますが，子どもがストレスを感じていることに周囲が気付いていないこともあります．

　摂食嚥下障害がある子どもでは，食事に長時間を要し，食べることができる食物の種類が限られ，栄養とバランスのとれた食事を与えることが難しくなります．保護者や介助者は，少しでも多くの食物を食べさせようと色々な工夫をし，頑張ってたくさん食べさせようとしますが，そのことが子どもにストレスをかけることになります．そのような結果，楽しいはずの食事の時間は，緊張した咀嚼や嚥下を評価される時間になります．そして，リラックスした楽しい食事から離れてしまいます．

食事に影響する要素を考慮した支援計画

　子どもに摂食嚥下障害がある場合に保護者は，少しでも多く食べさせることを目標とします．食事に対する考え方はさまざまであり，問題をかかえるときは，誤りとか正しいということではなく，どこに問題があるのかを考える必要があります．そのときに必ず考えなければならないことは，食事を楽しんでいるかということです．

表1 食事のストレス

- 食べることに義務感を感じるとき
- 満腹であるのに食べなければならないとき
- 食事を自分のペースで食べられないとき
- 上手に食事が食べられないとき
- もっと食べたいのに止めなければならないとき
- 食物の好みなどを注意されるとき
- テーブルマナーを気にしたり，気にされたりするとき
- 必要なカロリーや栄養素を含んでいないとき
- 不慣れな食物を食べなければならないとき
- あまりに同じ食物が続くとき

子どもが食事を残すことは悪いことであると考えられています．しかし，残さないように無理に食べさせることはできません．無理をすれば，ストレスがかかって食欲が落ち，場合によっては喉に詰まらせることもあります．このような状況は，介助者と子どもとのコミュニケーションがとれず，食事は進みません．

保護者や介助者は，子どもの食事を自分の価値観で考えますが，それではうまくいきません．そのような時は子どもとコミュニケーションをとることから始めます．

1. 文化・社会

食事は，文化や社会と密接に関わり，地域や世代，性別による食習慣の違いもみられます．そのため，文化や社会を理解したうえでの食事への対応が欠かせません．テレビをみながら食事をする習慣や食事にかける時間なども親の習慣に関係します．また，食事量の多い家族では肥満になる傾向もあり親のダイエットによる影響もあります．

家族形態が核家族化し生活様式も変化してきています．核家族化による子育ての孤立もあります．親と祖父母の育児や食事に対する考え方の相違もよくみられます．母子家庭，父子家庭など，家族構成や家庭状況は，食事に大きな影響をもたらします．

経済的問題をかかえる場合も少なくありません．収入を得るために長時間の共稼ぎとなる場合もあります．仕事や子育てで疲れて食事を作る時間がなくなり，インスタント食品や外食が中心となり，食生活が犠牲になります．摂食嚥下障害がある場合には社会的状況の影響はさらに複雑になります．支援者は，家庭状況も理解したうえで，適切な支援を行う必要があります．中心になる保護者への支援とともに，家族や社会が協力できるような体制づくりが必要になります．

2. 子どもの健康

子どもの健康は快適な食事をするうえで欠かすことができません．食事に影響する日常でみられる疾患としては，上気道炎，中耳炎，胃腸炎，口内炎，う歯などがあります．慢性疾患（中枢神経疾患，呼吸器疾患，循環器疾患など）も大きな影響があります．アレルギー疾患や代謝性疾患においては，食物制限や偏った食物が必要になることがあり，ビタミン・ミネラルや微量元素などの欠乏にも注意が必要です．成長障害では，その問題が基礎疾患によるものか，摂食嚥下障害の二次的な影響による栄養障害か，原因を考慮した対応が必要です．

どのような病態においても，食事は大切なことであり，健康への影響が大きいといえます．しかし，子どもを理解せずに食物摂取を求めることは食べることの強要につながり，楽しい食事がストレスになることもあります．特に基礎疾患や合併症のある時は，そのようなことが起こりやすいので注意が必要です．

3. 気質や情緒

子どもは胎児期から環境の影響を受け，それぞれの気質を持つといわれます．母親の胎内から活発な子どももおとなしい子どももおり，活動も異なります．そして，気質は食行動にも影響します．気質は素因だけでなく，環境によっても変化し，生後数時間に決まる部分もあるともいわれます．

要求や主張が強く，対応の難しい子どももいます．感覚刺激に対する制御が苦手で，刺激に過剰に反応する子どももいます．また，こだわりのあることもあります．活動性が乏しく，食事に無関心で，食欲が少ない子どももいます．慎重な性格の子どもは，新しい食物に対するチャレンジが大変なことになります．それぞれの気質や性格を理解し，食事への対応を行いま

B　食べる機能の獲得と栄養・食行動

す.

　子どもは過去の食事の経験をもとに，不快なことを避けようとします．それは食事以外の口腔周囲の嫌な経験も含まれます．嘔吐や窒息，あるいは無理やり食べさせられるような経験によって，食物や食器を見ただけで泣き叫ぶようになるかもしれません．一方，何でもチャレンジするタイプの子どもは，まだ使えないスプーンやコップに手を伸ばし，食物を口いっぱいに詰め込むこともよくあります．そして，それを処理できないため，イライラして食器を投げることもあります．このようなことから保護者にとって食事が食べさせるための戦いの時間や場所になることは避けなければなりません.

4. 食事の環境

　環境を整えることは，食事に対する子どもの意欲や能力を引き出すことにつながります．食事の環境への反応は，子どもの感覚や気持ちによって異なります．周囲の雑音を気にする子どももいれば気にしない子どももいます．子どもとコミュニケーションをとりながら食事環境をつくることが望まれます.

5. 保護者の気持ち

　子育ては，保護者にとって発見や喜びに満ちていることが望まれます．しかし，疲労や不安などで子育てに大きなストレスを感じる人もいます．うつ的な気質がある保護者は上手に対処することができず，落ち込み，悲観的になり，問題点ばかり気にかかり，否定的な気分になる人もいます．対処法がよくわからない保護者は，食事は苦労の多い時間となり育児全体も苦痛になります．また，保護者のうつ状態が重くなると子どもの食事を作る気がなくなります．そして，子どもとのコミュニケーションがとれず，子どもと保護者との信頼関係が揺らぎ，子どもも保護者への反応や要求が少なくなります.

6. 摂食嚥下障害と保護者

　保護者は，子どもが重大な基礎疾患やそれに伴う摂食嚥下障害があることを，すぐに受け入れられるものではありません．時間をかけ段階を経て，徐々に受け入れられるようになります．さまざまな問題を抱えた子どもの保護者は，傷つきやすい状況にあり，医療者・支援者に対して怒りを向けたり子どもに当たり散らすこともあります．このような気持ちをコントロールできるようになると，保護者は徐々に自信と安心を取り戻します.

　保護者が子どもに対して過保護になる場合もあります．子どもの状態の少しの変化が，生命に関わるのではないかと心配や不安を感じます．食事に対しても過剰な心配をすることもあります．例えば，誤嚥を心配して軟らかい形態の食物しか与えず，子どもの摂食嚥下機能の向上が妨げられることもあります.

　摂食嚥下障害への対応は，子どもだけでなく保護者も，食事が楽しい時間になる必要があります．子どものストレスだけでなく，親のストレスが少ないことも大切です．それは心理的なストレスのみならず，身体的な疲労も含まれます．保護者がイライラするとそれは子どもに伝わります．保護者が，上手に食べさせることや食環境に注意を払っていても，食事を楽しく感じなければ，子どもは食事の時間を好まなくなります．また，保護者以外の介助者からは受け付けなくなることがあり，子どもとの関係性を上手に構築する必要があります.

食行動の確立に重要なことを知ろう

食行動

Essence
- ☑ 哺乳の確立は食行動の原点になる．
- ☑ 食事は愛着形成に役立つ．
- ☑ 子どもに芽生える自立心を育てる．

哺乳から始まっている食行動の形成

1. 出生〜3か月頃（哺乳の確立）

　子どもが生まれてしばらくの間は，外界に慣れる時期といえます．子どもが食べることや睡眠などの基本的な生活リズムができるなかで，親は子どもの要求を理解し，それを適切に支援することを学ぶ時期になります．

　それぞれの状況により，親が母乳育児にするか育児用ミルクにするかを決定します．母乳育児が困難で育児用ミルクならば，ミルクの種類や量，哺乳瓶や乳首の選択をします．そして，子どもは与えられた乳汁を探索反射，吸啜反射，嚥下反射によって飲みます．そして子どもは空腹と満腹を感じます．親は授乳を繰り返すなかで，子どもの出す空腹や満腹の合図によって，授乳のタイミングを学びます．

　子どもの食行動はさまざまな能力が関わります．子どもが上手に哺乳するには哺乳，嚥下機能に問題のないことが必要ですが，それだけでは不十分です．例えば，体調が良く覚醒していることが必要です．このようなことは，子どもが親への空腹の合図を出すことにつながります．そして親がその合図に反応することも大切です．姿勢，飲ませ方，哺乳瓶など，授乳の方法はさまざまです．子どもが哺乳できない場合は，対応をとる必要があります．

　親と子どもが食事において良好な関係を持てないときに，食事に関する問題が出現します．必要なのは，子どもの健康が安定していることと，コミュニケーションがとれ，親が，子どもの反応に適切な対応をすることです．子どもの健康や身体的な問題があり，哺乳や嚥下障害がある場合には，十分な栄養が摂れません．そして，コミュニケーションもとりにくくなります．親が子どもの出す合図を読み取ることが難しく，子育てに不安があれば周囲の手助けが必要になります．

2. 4か月〜7か月頃（愛着の形成）

　4か月〜7か月頃は愛着形成段階にあるとされています．この時期の赤ちゃんは，睡眠や食事などのリズムが確立してきます．子どもは空腹や不眠，不快などをより明確に示すようになります．子どもは自分が空腹ならば飲み，眠くなったら眠り，不快で泣くときはなだめられるようなことを学びます．身体的にも精神的にも社会との関係が広がり周囲に微笑みかけ，視線を合わせ，より広い範囲のコミュニケーションが始まります．哺乳や食事は，そのような相

B　食べる機能の獲得と栄養・食行動

表1	乳児期の哺乳のために
	• 子どもの授乳の受け入れ準備状況
	• 人工乳（や母乳）の適切な量
	• 空腹や満腹の合図と理解
	• 適切な姿勢と授乳環境
	• 親子で楽しめる授乳と哺乳

互関係を学ぶための大切な場面となります．このような乳児期の哺乳に重要なことを表1に示します．

　この時期の摂食嚥下障害は，経験を積むことにより獲得する食行動や食べる機能の習得に影響します．また，成長・発達，呼吸機能や消化機能にもマイナスの影響を及ぼします．私たちはストレスが食欲の低下や下痢，体重減少などにつながることを日常的に経験します．ちょっとしたストレスでも食欲は低下し，食事をおいしく食べられなくなりますが，乳幼児でも同じような反応がみられます．そこに基礎疾患や摂食嚥下障害が加わると，保護者の努力や労力は甚大なものになります．

a. 保護者が決める授乳法

　授乳法は親が決め，この選択には経験や文化，生活などの要因が関わります．母乳育児は，子どもの哺乳意欲に合わせた自律哺乳が望まれます．哺乳瓶を用いる場合も同様ですが，乳首の大きさや形，その流量などが適当な物を選択します．

b. 空腹時の授乳

　子どもは空腹になったときは，哺乳により満たします．空腹時に授乳してもらえることで赤ちゃんは満足感や安心感などの快感を得ます．そして，子どもは親の信頼や愛情，愛着を感じます．空腹時に授乳してもらえないと，子どもは空腹に対処する方法に混乱をきたし，親子関係の形成がうまくいきません．

c. 適切な姿勢と授乳環境

　授乳には子どもの安定した姿勢が大切です．抱き方は哺乳にとって重要で，きつく抱きすぎてもいけません．あまり緩すぎると安定感や安心感が少なく，哺乳動作をうまくコントロールできません．適切な抱き方は，子どもの緊張が緩むようにすることです．一般に，頭部が安定し，オトガイ部を少し引いた姿勢となります．すなわち頭部を後ろに反りかえらせずに，オトガイ部を前方に突き出さないようにします．腕は前方にもってきて，自分の体の上に置くようにします．肩が後方に引けると腕は下がるので，肩は後方に引けないようにし，下肢は軽く屈曲させます．

　姿勢を整えたら乳房や哺乳瓶を飲みやすい角度にします．哺乳瓶の位置が低いと赤ちゃんが乳首をうまく含めず，空気を飲み込んでしまうことがあります．哺乳瓶の角度が大きくなりすぎると乳首をうまく舌でとらえることができず，リズミカルな吸啜の邪魔をすることがあります．快適な姿勢は子どもにより異なるので，うまくいかないときは姿勢の工夫が必要になります．

d. 上手な授乳

　親は子どもの哺乳の邪魔をしないようにします．必要以上に口の周りを拭いたり，頻回にげっぷを出させようとすることや揺するなど感覚的な刺激は，子どもの気をそらし，落ち着きをなくします．

関係のないおしゃべりや大きすぎる音の音楽，テレビを見る，メールやゲームをすることなども気を散らすことにつながります．これらによって，子どもは飲む気をなくしてしまい，途中で哺乳をやめてしまうかもしれません．

e．子どもの乳首の受け入れ

哺乳は子どもが乳首を口に入れることから始まります．そのために口元を刺激し探索反射を引き出します．子どもは空腹なら，乳首などがあるほうに口を開け顔を向けることで，飲む意志を親に示し，乳首を受け入れます．このようなことが信頼関係やコミュニケーションにつながります．反射的に飲めばよいということではなく，親は子どもに哺乳について尋ねるような気持ちでむかいます．これを繰り返すことにより，乳房や哺乳瓶に対する反応がしっかりしてきます．

f．食事を楽しむ

子どもは乳汁を飲み続けるだけでなく，中断することもあります．顔を合わせて微笑んだり，顔や手に触れたりします．それはコミュニケーションをとろうとしているように見えます．子どもの社会性は，食事のなかで成長するともいえます．授乳の中断も，この時間を楽しむくらいの余裕が必要となります．しかし，遊びすぎると哺乳に影響を及ぼすこともあります．

g．食事のペース

食事は基本的に子どもにリードさせ，親がついていくようにします．子どもによって哺乳時間の長短もあるので，かかる時間により哺乳が上手，下手という判断をする必要はありません．

h．"げっぷ"

子どもは"げっぷ"を出す必要がありますが，これにも個人差があります．慣れると子どもは，哺乳を中断して"げっぷ"を出そうとします．その状況を親が感じ，対応します．必要以上に"げっぷ"を出させようとすることは，授乳の中断となり落ち着いた哺乳の邪魔をすることになります．

i．満腹

子どもは満腹になると徐々に哺乳のペースが落ちて哺乳を止めます．乳汁の必要量は子どもによって異なります．各々の子どもが飲む量，タイミング，ペースを決め，1回量や回数も調整します．哺乳量は1日全体で考えることが必要になります．

子どもが飲みたくないにもかかわらず飲ませようとすることは，哺乳（食事）を強要することになり，食事を与える人に対して子どもの信頼がなくなります．信頼関係が大きく崩れると修復が大変になります．

3．6か月〜12か月頃（自分で食べることへの移行）

6か月以前から子どもは空腹を明確に表現し，欲しがるようになります．そして，子どもは食べることにおいて新たなチャレンジの準備をしています．母乳や人工乳からペースト食，細かい粒状のもの，手で持てる大きさの固形食，さらに大人の食事に近い食物に進めます．子どもは6か月頃には手につかんで自分で食物を持って食べようとします．子どもが要求するときが，食物形態を食べる時期にきているともいえます．それを保護者が気づき，食形態を合わせることが必要です．しかし，食べる機能の能力以上のものを食べようとするので，誤嚥や窒息のようなことには注意が必要です．

食事中の姿勢の獲得は，親に抱かれた姿勢で哺乳している状態から，親の膝や子ども用の椅子を使う座位になります．食べるときには姿勢の安定が必要であり，保護者はそのサポートを行います．

B　食べる機能の獲得と栄養・食行動

　食事の時間はさまざまなコミュニケーションの時間となりますが，刺激が多すぎてもよくありません．親は静かに話しかけ，微笑み，子どもとコミュニケーションをとります．話しかけすぎると食べることから注意が離れます．食事の時間の親子の交流は，栄養を摂ることと同じくらい重要な意味を持ちます．子どものペースで食事を行うことが大切で，子どもの選択に合わせる必要があります．そのなかで，自分で食べる意識を育てるようにします．食事を終了するタイミングは，子どもが顔をそむけるなどの何らかの合図を出すので，それに合わせます．

4．8 か月以降（自立心の芽生え）

　8 か月以降の子どもは，しっかりとした自立心が芽生えます．保護者は自立を支えていくようにします．信頼関係の中で，親から離れる時期となり，子どもはそれまで以上に積極的に自分で食事をしようとします．この時期になると子どもは口の中の食物で遊ぶようになり，食物の感触や形態に興味を持ち，遊びとしても食物をつかんだり，落としたり，投げたりします．食事の時間を通してさまざまなことを探求し学びます．食物で遊び，口から吐き出すことなどの経験のなかで，自分の意志で食べることをさらにしっかりと伝えるようになります．

　この頃には，子どもはそれまでの経験をもとに積極的に新しい物を試したがり，スプーンやフォークをつかみ，食器を叩くようなことも自分でするようになります．親は子どもの発達に合わせて食物と食器を選択します．食物やスプーンに手を伸ばし，手づかみもします．コップをひっくり返したり，投げたり，子どもたちはあらゆることを試しますが，最初はうまくいかず，周囲を汚し，うまく食べられません．椅子の上に立ち上がるような遊びもみられ，保護者には大変な時期です．まだ食事のルールを身に付けていない子どもが，自分のペースで食べようとします．親はそれを見守りながら，支援するようにします．これは発達する子どもへの配慮ともいえます．子どもの行動を大人が完全にコントロールするのでもなく，また振り回されるのでもなく，うまく支援することが大切です．

　好奇心と自立心旺盛な幼児期の特徴について，Mahler ら[1]は“分離と個性化”の段階とよび，その時期は生後 8 か月〜 36 か月まで持続すると述べています．この段階になると，子どもは粗大運動能力と微細運動能力の向上が自立心と重なり，親から離れてより遠くまで行動します．Brazelton[2]は“他のいかなる領域よりも，摂食こそが親と子どもが時間をかけて戦い抜かねばならない領域であり，依存（食べさせてもらう）と自立（自食する）の決着をつける舞台である．ここでは自立が勝ちを収めなければならない．子どもに食べることを無理強いすると，間違いなく問題が生じてくる”と述べており，食行動の支援の本質ともいえます．

📖 文献

1) Mahler MS, et al.: The Psychological Birth Of The Human Infant Symbiosis And Individuation. Basic Books, New York, 2000.
2) Brazelton TB: Why children and parents must play while they eat: an interview with T. Berry Brazelton, MD. Interview by Nancy I. Hahn. J Am Diet Assoc 93: 1385-1387, 1993.

| ポイント | 食行動 |

18 食物の好き嫌いを理解しよう

Essence

- ☑ 子どもに好き嫌いがあるのは当然のことである.
- ☑ 好き嫌いは経験によってつくられる.
- ☑ 好き嫌いをなくすことは,楽しく食べることを損なわない範囲で考える.
- ☑ こだわりにより食物が限定されることがある.

好き嫌いは文化や生活の経験によりつくられる

好き嫌いは,味覚,触覚,視覚,嗅覚など,さまざまな感覚とそれに関わる経験によって起こります.例えば,子どもは母乳のみを経験している場合には哺乳瓶を嫌うことがあります.それは味覚や触覚から起こると考えられます.それ自体が問題かというと,そのようなことはありません.過去の経験から安全な物を摂取することを本能的に備えているともいえます.

好き嫌いとは少し異なりますが,食習慣には違いがあり,その地方だけの食物があります.世界的にみれば,各国で食事内容は異なります.そこには文化が関わり,ある国では食物でも他の国では食物ではないこともたくさんあります.このように,食事は文化や生活に大きく影響されます.

酸味や苦味は,子どもが嫌いな味

食物の好き嫌いにおいては,まず味覚を考える必要があります.舌の構造は図1のようになっており,味覚には,甘味,塩味,酸味,苦味,うま味があります.そして子どもの味覚は大人とは異なります.

動物は苦い物(苦味)は毒である可能性,酸っぱい物(酸味)は腐った物であると感じ,避けるよう脳にプログラムされていると考えられており,子どもは嫌います.その苦味や酸味も,経験によっておいしいという感覚に変わっていきます.

子どもが嫌う食物の1つにピーマンがあります.ピーマンのような苦みのある食物を子どもが嫌うのは当然のことであり,そのような意味では好き嫌いが,あって当然のことになります.また,辛味などは痛覚も関係し,トウガラシやワサビなどを薬味などとしておいしいと感じられるのは年を重ねてからです.苦味や酸味に敏感な子どもに対して,それを"好き嫌いがあってはいけない"と強制的に食べさせようとするのは無理なことです.感覚の個人差や経験差の違いを認めてあげることが大切です.

子ども自身が好き嫌いをなくしたいと考える時に保護者が協力することはよいと思いますが,嫌がる子どもに対して無理に食べさせても拒否が強くなるだけです.この場合は脳が嫌がっているので,その程度が強ければ嘔吐にもつながります.我慢して食べても,それは好き

B 食べる機能の獲得と栄養・食行動

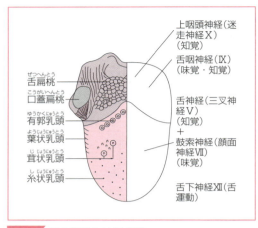

図1 舌の構造と神経支配

嫌いを克服したわけではありません．その次からは何とか食べなくてすむように子どもは考えます．そして，給食が嫌であると，保育園・幼稚園や学校が嫌いになることさえあります．極端な例をあげれば，"イモムシ"などは世界では貴重な蛋白源としている地域もあります．しかしながら，私たち日本人の多くは食物であるという認識がないので，空腹であっても"イモムシ"を食べようとは思いません．日本での生活においては，好き嫌いのために栄養失調や栄養素欠乏に陥ることはありません．好き嫌いは乳幼児期から食事の経験を広げることで少なくしていくことができます．それでも嫌いな物は無理に食べさせようとせずに，楽しい食事から食物の経験を広げます（図2）．

摂食嚥下障害では食事の偏りが起こりやすい

摂食嚥下障害がある子どもにおいても，食物から入る感覚刺激を「楽しい」と感じることが大切です．それによって食べる意欲が出て食べられる物が広がります．食べることが楽しくなければ食べることの価値は半減してしまいます．楽しく食べることができて初めて次のステップへ進めます．

食べることを楽しく感じられれば，次に栄養量と栄養のバランスやビタミン・ミネラルや微量元素などを考慮します．嫌いな物を食べなければいけないということで，食事の時間が不快や緊張，戦いの時間になってしまったら先に進みません．一部の摂食嚥下障害がある子どもは，数少ない食べ慣れた味や形態の物に食事内容が偏ることがあります．これは，乳幼児期の色々な物への経験不足による二次的な偏りもあります．ペースト状の食形態が誤嚥が少なく安全だと考えるあまりに食形態の均一化が起こり，それによって味や形態が同じになりがちです．そして，一定の味や食形態に慣れが出て，新しい食物にチャレンジしようとしなくなります．

乳幼児期の食事の偏りは，子どもに刷り込まれ，後の食生活に影響を及ぼします．その要素には，味，種類，食べる時間，速度など，さまざまなことが考えられます．大人になっても母の味や学校で食べた給食の匂いなどが記憶に刷り込まれています．同様に嫌いな物を無理に食べさせられたこと，食中毒や嘔吐したなど，嫌なことも記憶に刷り込まれます（図3）．

自閉スペクトラム症の子どもは，疾患の特性からこだわりがみられ，極端な偏食や好き嫌い

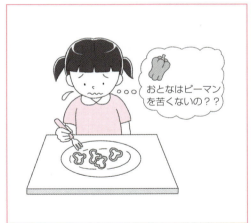
図2 味覚の発達と好き嫌い

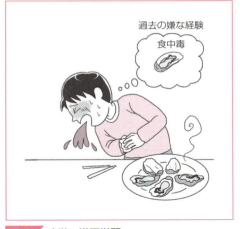
図3 味覚の嫌悪学習

がみられることがあります．匂いや味，触覚に対して敏感で特有の感覚をもつ場合がしばしばあり，その特性を理解したうえで，対応を考える必要があります．自閉スペクトラム症の子どもの味覚や嗅覚や触覚などは敏感で複雑だと考えられますが，感覚の違いがあることを理解したうえで，日常行動を含めた対応を考える必要があります．

　乳幼児期の摂食障害のため長期的に経管栄養を行っていた場合に，経管栄養を抜去できた後でも，食べられる物の種類が広がらないということがみられます．これは，乳幼児期に経口での摂食経験の少ないことの影響と考えられます（p.144 **ポイント34** 参照）．このような子どもは長期間経管栄養の生活をするほど食べることが嫌だったのですから，刷り込まれた記憶はそう簡単にはなくなりません．食事内容を短期間に広げることはできませんので，その心理・行動の問題を理解し対応する必要があります．

情報においしさも振り回される

　食物が高級で値段が高いといわれると，おいしく感じてしまうのはよくあることです．これは，情報に影響されるからです．食べることは脳で感じるからこそ，このようなことが起こってしまいます．子どもは情報にそれほど影響されませんが，保護者が自分の経験や考えていることをもとに子どもの食事を進めるので，その結果として子どもも情報に影響されるといえます．

B 食べる機能の獲得と栄養・食行動

Column ⑥
味覚と咀嚼の発達

　子どもにとって食事は，栄養補給ばかりでなく楽しみとしても大変重要です．そこには主食と間食のそれぞれの"味"や"食感"などがあります．

　飲食物が口に入ると水や唾液に溶けた化学物質が，舌に存在する味覚器（味蕾）（p.68 図1）の味細胞を刺激し，脳に味覚情報が伝わります．味は"甘味""塩味""酸味""苦味""うま味"が5つの基本で，複雑な味はこの混合によってできます．甘味はショ糖，塩味は食塩，酸味は塩酸やクエン酸，苦味は塩酸キニーネ，うま味はグルタミン酸ナトリウムが代表的な味物質です．動物は味覚により栄養源やエネルギー源となる好ましい味と腐敗物や毒物などの有害となる物を認識しています．一方，ヒトの嗜好は複雑で，経験によって感じ方は変化していきます．

　ヒトの味覚は胎生期からすでに高度に発達し，出生後も発達が続きます．新生児の味に対する反応は敏感で，味を感じとる味蕾の数は成人の1.3倍あるといわれ，子どもは大人よりも味に対して敏感です．出生後，数時間で苦味を嫌い，本能的に甘味，塩味，うま味を好みます．子どもの味覚は大人の味覚と同じではありません．味覚は年齢に応じて少しずつ発達し，生後2〜3か月で味の好みに差が出ます．味覚の形成には経験が必要です．子どもの食事は，味を濃くしすぎないようにし，薄味から始めて色々な食材を使っていくことが基本です．

　食物を咀嚼し味わうことは，味覚とともに情動として快適な感覚を引き起こし，覚醒レベルを上昇させ，噛むことは脳へのよい刺激となります．また発育期にしっかりと咀嚼をすることは，咀嚼に関わる筋肉，骨，神経や唾液腺の発達を促します．

　食物の咀嚼には健康な歯が必要です．歯は顎骨のなかで線維状の組織からなる歯根膜で支えられています．物を噛むと歯根膜にある圧受容体で感知し，その感覚が脳へ伝達され，食物の硬さを瞬時に認識し，噛む力を調節します．歯は食物を感じる重要な役割をもっていますが，実際には脳は食べる前から経験を通して食べる前に視覚などから情報を入れ，硬さや味などを感じています．食べやすいだけでなく，無理のない範囲でさまざまな味や固さの食品を経験させ，食生活を広げていきます．

ポイント 19 子どもと大人で異なる摂食嚥下障害を理解しよう

Essence
- ☑ 子どもは発育期であり，成人・高齢者は退行期である．
- ☑ 子どもには，成長のために必要な栄養がある．
- ☑ 摂食嚥下障害の重症度の評価をして支援につなげる．
- ☑ 摂食嚥下障害がある子どもは重症児であることが多い．

子どもの支援は発達を促す支援になる

　子どもと大人の摂食嚥下障害の支援は大きく異なり，その違いを理解することが重要です．成人や高齢者の目標設定は，障害が発生する前の状況への回復，あるいは現状の維持が目標になります．また，支援は各々の過去の経験を考慮しながら行うことになります．それに対して，子どもの食べる機能と行動は発達段階にあり，これから成長していく過程にあります．目標は現状を維持することでなく，発達を促す支援が必要になります．また，小児期は変化の大きい時期で，特に乳児期は月単位で変化します．そのなかで，運動，感覚，認知，行動の発達の遅れや機能の制限を評価した上で，子どもが経験を積むことにより食行動と摂食嚥下機能を獲得するように促します（図1）．

栄養に関する違い

　栄養はどの年齢においても重要ですが，子どもでは発育と成長を考慮する必要があります．そのため，体重当たりでは成人より多くの栄養摂取が必要になります（p.29 ポイント8，p.36 ポイント9参照）．

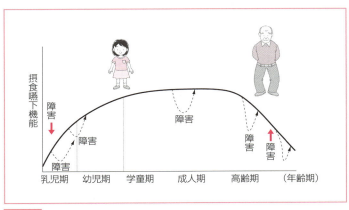

図1　摂食嚥下機能の発達と障害

C 摂食嚥下障害の原因

観察所見で重症度を把握する

子どもと大人の違いの１つは，子どもは自分の意志を表出し，周囲の指示に従うことが難しいことです．成人や高齢者の摂食嚥下障害のリハビリテーションの対応において，ある程度以上のコミュニケーションがとれることが多いのですが，子どもでは年齢的あるいは重症心身障害児であるために，コミュニケーションがとりにくい場合が多くなります．そのため，指示に従えない状況での評価や支援を考える必要があります．

子どもの摂食嚥下障害を臨床的に大きく３段階に分けると便利です（表1）．観察所見として口唇の閉鎖ができ唾液の処理や飲み込みが上手か，そして指しゃぶりやおもちゃ舐めをするかです．それにより，簡単に大きく判断でき，目標や対応を考えることができます．もちろん，しっかりした境界はなく，経過で再評価の必要なこともあります．

表1 摂食嚥下障害の重症度

	所見		経口摂取の目標	対応
	口唇閉鎖 唾液の飲み込み	指しゃぶり おもちゃ舐め		
軽症～中等症	○	○	自分で食べる	手づかみ食べの促進※
中等症～重症	△～○	×～△	介助による食事	適切な介助
重症	×～△	×	少量を楽しむ	胃ろうなど

○はできる，△はある程度できる，×はできない
※：手づかみできるような食物（固形物）を与えることが必要.

Column ⑦
よだれ（流涎）とその対応

新生児でも唾液分泌はみられ，生後３～４か月ぐらいから増加します．しかし，新生児や乳児はまだ上手に唾液を処理することができません．また，口をしっかりと閉じないこともあるので，唾液の一部はよだれとして口から出てしまいます．唾液を全て嚥下するようになると，よだれは出なくなります．

年長になってからのよだれの原因はさまざまです．唾液の飲み込みが悪い場合，口腔の問題，知的発達の問題などがあります．さらに，上気道の閉塞，服用薬剤，姿勢，咬合など，複数の要因が重なります．対応はそれぞれの原因の治療を優先します．重症心身障害児で唾液を嚥下できない場合には，唾液の誤嚥を減らすために持続的吸引や唾液を減らすための外科的方法や薬物療法があります．しかしながら，唾液は，咀嚼や嚥下にとって必要であり，減少による口腔内乾燥という弊害も起こるので，注意が必要です．

薬物療法としては，唾液腺刺激により唾液の分泌を促すアセチルコリンの作用をブロックします．三環系抗うつ薬の副作用である唾液の減少の利用やスコポラミンパッチの貼付，ボツリヌス毒素の唾液腺への局所投与などが行われます．いずれの薬剤も保険診療において適応外の使用となるため，子どものQOLの向上と作用のリスクを考慮する必要があります．

ポイント 20 摂食嚥下障害の原因によって異なる対応を知ろう

Essence

- ☑ 食べる機能や行動を制限する原因を理解する.
- ☑ さまざまな原因によって起こる摂食嚥下障害では, 基礎疾患や合併症への対応を含めてトータルケアとして総合的に考える.
- ☑ 基礎疾患によって対応が異なるので, 基礎疾患とその病態, 予後の理解が不可欠である.
- ☑ どのような基礎疾患においても, 自分で食べる意欲と楽しく食べるための支援が基本となる.

食べる機能や行動を制限するものを除く

食べる機能や行動を制限する要因を除くことは, 機能を促すために重要です. 基礎疾患や合併症が食べる機能や行動を制限する要因であれば, まずその対応を行う必要があります(表1, 図1). 実際にはこれらの問題と摂食嚥下障害が絡み合うので, 基礎疾患や合併症, そして摂食嚥下障害に対して総合的な対応が求められます.

原因に関わる基礎疾患や合併症を改善させる

呼吸障害や循環障害など, 全身状態に影響するような状況では, 基礎疾患や合併症の改善が最も重要です. 体調の悪いときに食べさせる努力をしても, 子どもには食事が苦痛になるだけです. この見極めが大切であり, このような場合は無理に食事を進めないようにします. すなわち, 食べる機能や行動を引き出すためには, 全身状態や体調を改善させ, 子どもが食べたいという意欲を引き出すことになります.

積極的に食べさせる時期でないと判断した場合には, 無理に食べさせようとして食べる意欲を阻害しないようにして経過をみることが大切です. 食べる意欲を育てておけば, 摂食嚥下障害の要因がなくなったとき, あるいは減ったときに効果的な取り組みができます.

また, 乳児期の摂食嚥下障害で改善すると考えられる疾患(Prader-Willi 症候群, 筋強直性ジストロフィー症など)は, 乳児期早期の対処は不必要であり, 摂食嚥下機能に対する介入より, 疾患全体の療育計画のなかで食行動を促すようにします.

行動・心理的要因は必ず関わる

食事にストレスを感じたり, 落ち着かない環境では, 食べる機能や行動は低下します. 原因として, 食事の時間に余裕がないこと, 緊張感のある状況, 嫌いな食物, 食べることの強要, 注意が散慢になる状況などがあります. このような要因に対する配慮がなければ, いくら上手な介助をしても子どもはおいしく食べることができません.

C 摂食嚥下障害の原因

表1 新生児，乳児，小児期の摂食嚥下障害の原因となる疾患

1. 未熟性（低出生体重児，早産児）

2. 解剖学的な構造異常
- A. 口腔：唇裂，口蓋裂，粘膜下口蓋裂
- B. 舌：巨舌（先天性筋線維肥大，先天性リンパ管・血管腫），無舌・小舌症
- C. 鼻腔：先天性後鼻腔閉鎖症・狭窄，鼻炎，副鼻腔炎
- D. 下顎：小顎症（Robinシークエンス，Treacher-Collins症候群など），顎関節強直症，先天性化骨性線維形成症候群
- E. 咽頭：嚢腫，膿瘍（扁桃周囲膿瘍，咽後膿瘍），腫瘍，憩室，扁桃肥大，喉頭裂・欠損，喉頭麻痺，喉頭軟化症，喉頭蓋炎
- F. 食道：食道閉鎖症，狭窄症（先天性，裂孔ヘルニアによる食道炎，強皮症，全身性エリテマトーデス，アルカリによる食道腐蝕，カンジダ性食道炎），憩室，気管食道瘻，血管輪，心拡大，縦隔腫瘍

3. 中枢神経，末梢神経，筋障害
- A. 大脳，小脳
  - ①脳性麻痺（原因としては下記の疾患も含む）
  - ②出生前原因：脳形成不全，先天異常（Down症候群，Cornelia de Lange症候群，4p⁻症候群，Costello症候群など）
  - ③周産期・出生後原因：低酸素性虚血性脳症，核黄疸，低血糖，中枢神経系感染症，頭蓋内出血，外傷，中毒
  - ④その他：感染症・感染症後（亜急性硬化性全脳炎，後天性免疫不全症候群），代謝性疾患（Lesch-Nyhan症候群，Wilson病），ミトコンドリア脳筋症，多発性硬化症，若年性Huntington病，Pelizaeus-Merzbacher病，変性疾患，薬剤性（精神安定薬，催眠薬など）
- B. 脳幹
  Arnold-Chiari病，脊髄空洞症，脳神経核欠損（Möbius症候群など），骨形成不全，腫瘍（脳幹，後頭蓋窩），外傷性，脳血管障害，脳動静脈血管異常，脳幹脳炎，多発性硬化症
- C. 脳神経（V，VII，IX，X，XII），脊髄，末梢神経
  Werdnig-Hoffmann病，腫瘍（神経線維腫症など），外傷性（分娩麻痺，脳底部骨折），感染症（ジフテリア後麻痺，ポリオ，破傷風），Guillain-Barré症候群，血管性，変性疾患，脱髄，若年性側索硬化症，進行性球麻痺
- D. 筋，神経・筋接合部
  進行性筋ジストロフィー症，筋強直性ジストロフィー症，先天性ミオパチー，Prader-Willi症候群，ミトコンドリア脳筋症，内分泌・代謝性（甲状腺機能低下症，先天性代謝異常症），皮膚筋炎・多発性筋炎，重症筋無力症，薬剤・中毒症（ボツリヌス毒素，筋弛緩薬）

4. 咽頭・食道機能障害
一過性咽頭機能不全，喉頭軟化症，輪状咽頭筋機能不全，食道弛緩症，食道無弛緩症（アカラシア），食道炎，薬剤性（β-アドレナリン作動性，抗コリン作動性）

5. 全身状態
感染症，中枢神経疾患，心疾患，呼吸器疾患

6. 行動・心理的問題
拒食，乳幼児摂食発達障害，経管栄養依存，医原性栄養過多，好き嫌い，反芻など

7. その他
口内乾燥（Sjögren症候群，薬剤性），歯肉口内炎など
薬剤・中毒症

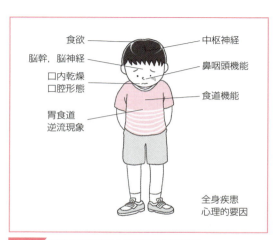

図1 様々な原因による摂食嚥下障害

どのような場合においても行動・心理的要因は重視されなければならないことです.

機能の未熟性

早産児, 低出生体重児では, 摂食嚥下機能も未発達であり, 経口哺乳できません. そのため経管栄養が必要になります. 自分で哺乳できるようになる時期は, 子どもの状態にもよりますが修正週数が 35 週, 体重 1,800 g を超える頃が目安になります.

早産児は安全と確実な栄養摂取のために経管栄養が必要であり, 全身状態が安定し成熟してきた頃に哺乳反射などを評価し, 経口摂取を考慮します. 経口哺乳できない時期に非栄養的吸啜(non-nutritive sucking)などの口腔刺激は, 経口摂取が可能になるまでの期間を短くするとされます.

解剖学的な構造異常

小顎は呼吸状態と密接に関係します. 軽度の小顎は食べる機能に影響しないので, 普通に哺乳を進められます. 下顎が後退し呼吸障害を認める場合は, 呼吸の改善を優先させ, 呼吸状態が安定したときに摂食嚥下機能の評価を行います.

唇裂では, そのまま母乳を飲めることも多く, その程度によって対応を考慮します(p.129 ポイント 32 参照). 唇裂, 口蓋裂に小顎を伴うこともあり摂食嚥下障害がある場合は, 唇裂, 口蓋裂の修復手術の時期も考慮した対応の計画を立てます. 自分で食べる意欲を引き出しておけば, 呼吸状態の改善や口腔形態の修復とともに食べられるようになります. 知的障害が合併する場合があり, 構造異常以外の問題が摂食嚥下障害の中心のこともあります.

中枢神経, 末梢神経, 筋障害

脳性麻痺は, 子どもの摂食嚥下障害の原因として最も重要な疾患の 1 つです. 重症度や病型にもより対応は異なります. 筋緊張の亢進や呼吸との協調が悪いために摂食嚥下障害が起こるので, その対応も必要になります. 乳幼児期から自分で食べるという意欲と食事を楽しむという感覚を育てるようにします. 摂食嚥下障害は乳児期から起こることが多いのですが, 年齢とともにその病態は変化し, 思春期以降に悪化することもあります.

先天異常や染色体異常に伴う摂食嚥下障害は, 解剖学的問題, 中枢神経・筋, 全身状態・合併症, 行動・心理問題などの複合的な要因で起こります. 各々の症例において最も重要な問題がどこにあるかを把握することが大切です.

Down 症候群では, 舌が大きいという形態的問題と, それを使うことが下手であるという機能的問題があります. 舌が大きいということは多少の影響はありますが, そのために食べられないことはありません. 舌が大きくてもその機能を十分に引き出すことが必要です. その機能を発揮するために重要なことは, 食べる意欲です. 上手に食べるということを目標にして, 楽しく食べることを忘れてはいけません(p.129 ポイント 32 参照).

Cornelia de Lange 症候群, Costello 症候群などの疾患では食べない子どもがいます. 基礎疾患に関わる行動の問題や胃食道逆流症などの合併症も加わり, 複合的な原因の摂食嚥下障害がありますが, いずれにせよ食べる意欲を引き出し, 摂食嚥下機能の向上を目指します. 体が小さいこと, 栄養不良の心配, 合併症などによって, 少しでも多く栄養摂取することを目標にして, 食事の楽しい経験ができていないこともみられます. 摂食嚥下機能療法を行うことが

C 摂食嚥下障害の原因

目的ではなく，乳幼児期から食事は楽しいということを経験させるためにはどのような支援をすればよいかを考えることが重要です（p.129 ポイント 32 参照）。

Prader-Willi 症候群，筋強直性ジストロフィー症では，筋緊張や筋力の低下により，乳児期早期には哺乳を十分にできないことがあります。このような疾患では，成長によって筋緊張や筋力が改善すると，摂食嚥下機能も急激に良くなります。年齢とともにみられる筋緊張や筋の改善を待つことが重要であり，それまでは疾患の理解と育児の支援を行います（p.127 ポイント 31 参照）。

先天性筋ジストロフィー症，先天性ミオパチーは，疾患の状況によってその対応は異なります。乳幼児期は，疾患の進行よりも成長・発達がまさりますので，徐々に改善していきます。しかし，年齢とともに出現あるいは変化する問題に対応する必要があります。Duchenne 型筋ジストロフィー症は，思春期以降になると病気の進行とともに摂食嚥下機能が低下します。ゆっくりした進行なので，本人とよく相談したうえで，機能の低下に対しては適切な食形態を選択して，誤嚥や窒息などの危険を避ける必要があります。

Werdnig-Hoffmann 病は，病型により重症度は異なりますが，呼吸障害を伴い症状が進行する疾患です。呼吸障害や嚥下機能の状況に応じた医療的な判断が必要となり，子どものQOL の向上を支援する形での対応法を選択します（p.127 ポイント 31 参照）。

全身状態

全身感染症，心疾患，呼吸器疾患などによる全身状態の影響によって摂食嚥下障害が起こります。乳児期早期では感冒による鼻閉でも呼吸障害や哺乳障害の原因となります。基礎に摂食嚥下障害がある子どもでは，わずかな体調の乱れによって容易に摂食嚥下障害が悪化します。摂食嚥下機能を最大に発揮するためにも，全身状態のよいことが大切です。

行動・心理的問題

行動・心理的問題が食べる機能に影響するということは誰でも感じることです。すべての摂食嚥下障害において，食欲や行動・心理的な配慮が必要です。摂食嚥下障害の経過中に起こりえる問題としては，乳幼児食行動発達障害，拒食や食事恐怖，乳幼児経管栄養依存や経管栄養による栄養過剰などがあります。その結果，摂食嚥下機能に影響する要因は改善したにもかかわらず，経管栄養や胃ろうから脱却できない状況に陥ることがあります。

外科疾患

外科疾患のために経口摂取することのできない疾患があり，静脈栄養や経管栄養が長期にわたることがあります。食道閉鎖症では，病型により術式や術後の状況が異なります。基本的な問題には，長期的に食事が食べられないことや，術後に残る食道狭窄や胃食道逆流症などが摂食嚥下機能に影響します。どの問題が大きいかによってその対応が異なります。

食道狭窄や胃食道逆流症によってしばしば嘔吐がみられる場合には，嘔吐をなるべく減らすことが必要です。繰り返す嘔吐は食事に対する不快感につながり，食べることの拒否につながる場合もあるので避けなければなりません。嘔吐をしないためには，食道狭窄では大きな固形物を与えないなど，適切な食形態による対応が必要です。胃食道逆流症（gastro-esophageal reflux disease：GERD）に対しては，p.88 ポイント 23 のような対応も必要です。

外科疾患では術前・術後の処置も含めて口腔や食事に対する不快な経験も多くなります．そのような不快な経験をなるべく少なくすることを，経口的に食べることのできない時期から考慮する必要があります．それは食べる訓練ではなく，食事は楽しいことであるという意識を維持させることです．

　先天性食道閉鎖症の嚥下障害は5歳以降に軽快するともいわれますが[1]，なるべく早期から食べられるようにするには，食道閉鎖症と合併症の管理とともに早期から食事への意欲を育てることです．

　その他の外科的疾患においても，長期的に食べられない場合に共通することは，その疾患への対応とともに，食事の楽しさを感じるようにして，食事への意欲を失わせないことです．食事の意欲さえあれば，基礎疾患が改善したときにはスムーズに食べられるようになります（p.136 Column ⑫ 参照）．

　子どもが"胃ろうから栄養が入るからいい"あるいは"食べたくない"と思っては先に進めません．たくさん食べることではなく，子どもが自分で楽しく食べることができれば，消化管の問題が改善するとともに，食べる量は増えます．少しでも多く食べさせようと食事を強いると子どもは食事を拒否するようになり，食べさせるのに苦労することになります．

文献
1) Chetcuti P, et al.: Gastroitestinal morbidity and growth after repair of esophageal atresia and trachea-oesophageal fistula. Arch Dis Child 68: 163-166, 1993.

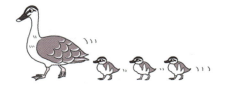

ポイント 21 食べる機能を評価しよう

Essence

- ☑ 食べる機能の評価には，臨床評価と検査による評価がある．
- ☑ 臨床評価においては，摂食嚥下機能のみでなく，総合的な評価が重要である．
- ☑ 食べる意欲と自分で食べる機能の評価も大切である．
- ☑ 成人で用いられるスクリーニングテストは，小児では役立つことが少ない．
- ☑ 検査による評価は，その目的と有益性を考えて行うことが重要である．

臨床評価

臨床評価は，通常の診療と同様に，医療面接によって基礎疾患，病歴，合併症に関する情報を得て，それらを十分に理解することから始まります．次に，その子どもの生活や全身状態を把握し，そして摂食嚥下機能を診ます．大体の摂食嚥下機能の重症度（p.71 ポイント19 参照）は，安静時と食事の様子の観察で評価できます．食べる機能の評価においては，特に病歴と実際に食べる前と後を含め，食べている場面の行動を含めた観察による評価が大切です．

誤嚥の危険性が高い場合には，直接食べさせることによる評価には注意が必要です．直接食べさせる前に誤嚥の危険性を把握するには，病歴と全身状態や呼吸状態の評価が大切です．安静時の呼吸で努力呼吸（肩呼吸，陥没呼吸）をしていないか，鼻呼吸か口呼吸であるか，上気道の閉塞はないか，痰の量や喀出力はどうであるか，唾液の嚥下はどうか，また胸郭の変形や側弯の状況などがあります．観察だけで評価できることも多いですが，必要に応じた診察をします．大きな咽頭喘鳴は聴診するまでもありませんが，聴診では咽頭，気管，肺雑音を評価します．（p.126 Column ⑪ 参照）

診療の場では日常的な食事状況を再現しにくいですが，なるべくいつも通りに食べられるような環境で観察することが望まれます．家庭で食べている状況のビデオ撮影した映像を見ることも有用ですが，実際に見るのとでは違いがあります．それは，撮影された食べる部分のみを見るのではなく，その状況や経過，親（介助者）との関係，行動・情緒などを見ることが重要であり，映像には出にくい部分も大切だからです．

診察による評価は，摂食嚥下過程に沿って，認知期，捕食・咀嚼期，口腔・咽頭期，咽頭期，食道期に分けると考えやすくなります（図1）．認知期では，その子どもの食事に対する興味や意欲も含めて評価します．捕食・咀嚼期では，口唇閉鎖機能などの口唇の動きが重要です．そして乳児では哺乳，小児では咀嚼時の舌や顎の運動を診ます．口腔・咽頭期では食物の口腔から咽頭への送り込み，嚥下を診ることになります．

このような過程において唾液量，口腔・咽頭構造，舌や咽頭の筋力，協調運動機能，口腔から咽頭への食物の移行への対応能力などを診ます．また，食事場面における心理的状況の評価

表1 摂食嚥下機能の評価表

評価項目	評価内容	注意点・問題点	対応法
基礎疾患			
合併症			
全身状態	体重 _____ 身長 _____ 運動能力 _____ 理解力 _____ 呼吸： 　喘鳴，痰 _____ 酸素飽和度 _____ 循環 _____ 筋緊張・姿勢の安定 _____ 薬物 _____ 生活： 　食欲 _____ 　排便 _____ 　睡眠 _____		
摂食の既往歴			
食べる意欲・機能	周囲への興味 _____ 口唇閉鎖 _____ 口腔内所見：乾燥など _____ 形態：口唇・舌・顎・その他 _____ 唾液の処理 _____ 食欲・食事に対する意欲 _____ 食事に対する不安・情緒 _____		
摂食の現状	栄養摂取方法：経口・経管 _____ 　胃ろう，腸ろう，その他 _____ 摂食状況 　姿勢 _____ 　介助法 _____ 栄養摂取状況 　摂取内容 _____ 　食形態 _____ 　摂取量 _____ 　摂取時刻 _____ 　摂取時間 _____ 水分摂取量 _____ 水分摂取法 _____		
食事場面	認知期：食欲・意欲 _____ 捕食・咀嚼期：口唇運動，舌運動 _____ 口腔・咽頭期送り込み：哺乳・咀嚼 _____ 咽頭期：誤嚥・むせ _____ 食道期：GER・嘔吐 _____ 自分で食べる意欲・能力，その他 _____		
食具	手づかみ，玩具をなめる，指しゃぶり，哺乳瓶，ストロー付きコップ，ストロー，フォーク，スプーン，コップ，その他		
コミュニケーション	保護者，介助者とのコミュニケーション		

D

摂食嚥下障害の評価と具体的な対応法

D 摂食嚥下障害の評価と具体的な対応法

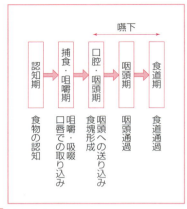

図1 摂食嚥下過程
乳児の哺乳は，捕食・咀嚼期から咽頭期まで一連の動きとなる

や保護者との関係の評価も影響します（表1）．

　小児の摂食嚥下機能の評価は，診察や検査への協力が得られにくいため，難しい部分があります．病歴を聴取しているときの子どもの行動を観察することも含めて，評価します．全身状態や合併症，行動，心理的要因による影響も大きいため，これらの評価が必要です．そして，子どもが持つ摂食嚥下機能の障害の主要な原因は何であるかを評価することが大切になります．

検査による評価

　検査としては，成人ではしばしば用いられる反復唾液飲みテスト（repetitive saliva swallowing test：RSST），改訂水飲みテスト，味覚刺激による嚥下誘発テスト，段階的フードテストなどがありますが，多くの場合で活用できません（表2）．それは子どもでは協力が得られにくく，その評価が困難だからです．そのような検査に応じることのできる子どもは，機能的な問題がないともいえます．

　嚥下造影検査（videofluoroscopic examination of swallowing：VF），内視鏡検査はp.82 ポイント22 を参照してください．

　頸部聴診法は，食塊を嚥下する際に咽頭部で生じる音と嚥下前後の呼気音を頸部で聴診する方法です．音響信号検出機器を利用する方法も非侵襲的ですが，子どもでは指示に従えないことが多いので，詳細な検討は難しくなります．通常は日常診療で用いる聴診器で行う咽頭喘鳴や呼吸音の評価で十分です．

　超音波検査は舌の動きを見るには役に立ちますが，臨床的に活用できるような情報は多くありません．非侵襲的なので研究などに用いられます．その他の検査として頸部のCTスキャン，MRI検査などがあり，基礎疾患や構造の評価に用いられます．摂食嚥下障害の原因検索として必要に応じて施行します．

● ● ●

　このように色々な検査法がありますが，まず病歴を聴取し，安静時の評価と把握のために観察をすることが重要です．そのうえで，摂食状況を評価し必要に応じてVFなどを行って情報を補うことです．

表2　子どもの摂食嚥下障害の検査

	検査名	嚥下評価における臨床的有用性	検査内容	備考
スクリーニング検査	反復唾液飲みテスト	×	30秒間に，唾液の嚥下を何回可能か評価する	検査可能な子どもが少ない
	改訂水飲みテスト	×	冷水3 mLを，指示して嚥下状況を評価する	検査可能な子どもが少ない
	フードテスト（段階的）	△	食物を食べさせて，その状況評価をする	通常の食事で評価することが実際的である
	頸部聴診法	△	頸部に聴診器をあて，呼吸音や嚥下音を聴診する	頸部の聴診での呼吸音や喘鳴は参考になるが，詳細な嚥下音の評価は困難である[※1]
検査	嚥下造影検査	△〜○	X線を用いての，嚥下動態・誤嚥の検査	検査の適応症例の選択が必要である
	嚥下内視鏡検査	×〜○[※2]	内視鏡を用いて，咽頭・喉頭・嚥下の状況を見る検査	安静時の咽頭・喉頭・気管を見ることには有用である．内視鏡検査中に食べさせることは危険があり不要である
	超音波検査	×〜△	舌の動きを中心に安全に見ることができる	臨床的な有用性は少ない
	CT検査	△	頸部の形態を見る検査	構造や通過障害の検索には有用
	MRI検査	△	頸部の形態を見る検査	構造や通過障害の検索には有用

※1：頸部の聴診において，湿性音，咳嗽音，喘鳴などを聴取でき，咽頭残留や誤嚥の評価の参考になる．
※2：咽頭，喉頭の構造による呼吸障害の評価には有用である．

D　摂食嚥下障害の評価と具体的な対応法

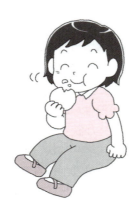

ポイント

22 嚥下造影検査・嚥下内視鏡検査について知ろう

Essence

- ☑ 小児の嚥下造影の適応と限界を知る.
- ☑ 嚥下造影時に普段の食事状態を再現することは難しい.
- ☑ 嚥下造影検査は, 不顕性誤嚥の評価に有用である.
- ☑ 咽頭・喉頭内視鏡検査は, 咽頭, 喉頭の構造や機能異常の評価に有用である.
- ☑ 喉頭・気管内視鏡検査は喉頭軟化, 気管軟化などの呼吸障害の評価において有用である.
- ☑ 内視鏡検査時の食物や水分の摂取は, 得られる情報と誤嚥のリスクを考慮すると, 小児では適応はない.

嚥下造影の適応

　成人の摂食嚥下障害について, 嚥下造影検査(videofluoroscopic examination of swallowing：VF)でさまざまな評価がなされています[1,2]. 成人でVFの適応症例の多くは, 意識状態が保たれ, 検者の指示にある程度従える状況で行います. 小児においてもVF検査の有用性は数多く報告されていますが, その適応は明確ではありません. 小児におけるVF検査の適応と評価が難しい理由は, VF施行時に実際の食事場面が再現できないことにあります. それは, 検査室で子どもが普段の姿勢が取れないことや指示に従えることが少ないことなどによります.

　小児のVFが役立つのは誤嚥についてであり, 不顕性誤嚥の場合においては有用です. それ以外の多くのことは, 食事場面の観察で把握できます. 反対に, 普段の状況を撮れていないVF所見のもとでの評価は, 誤りにつながります. そのため, VF所見は, 臨床所見と組み合わせて評価することが大切です.

嚥下造影の実際

　嚥下造影の実際については, 日本摂食嚥下リハビリテーション学会のウェブサイトに成人を中心として詳細に記載されています[1,2]. 嚥下造影検査を行うときに, 小児ではより多くの配慮が必要です. その子どもの年齢や体格, 障害の状態に応じて細かい方法や手順を決めます.

　検査は, 口腔や咽頭の機能, 誤嚥の可能性などを評価し, 食形態や姿勢などによる嚥下状況の変化を評価します. 子どもでVFの適応が狭くなるのは, 指示に従うことが難しく, 慣れない閉鎖空間での緊張も加わることで普段の姿勢や状況を再現することが困難だからです. 検査の不安を除くために, 検査時に保護者や介助者が検査室に同席することが必要になることもあります. このような配慮をすることで, 食べる様子を少しでも普段の状況に近づけることが大

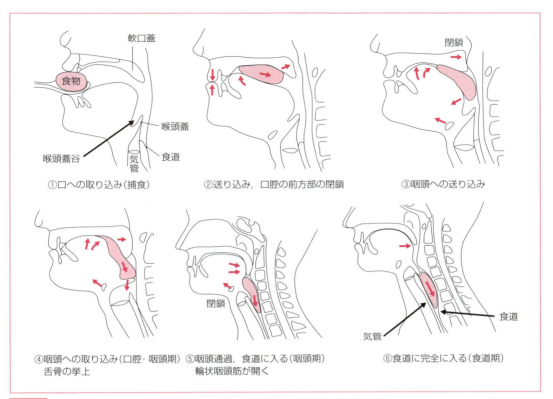

図1　摂食嚥下運動（VF模式図）
通常，喉頭蓋は上を向いており，舌根との間に谷間ができる．これを喉頭蓋谷という．また，梨状窩とは食道の入り口にある左右の袋状の窪みのことで，食物は奥舌から喉頭蓋谷に達し，左右に分かれてこの梨状窩を通過し，食道に入る．

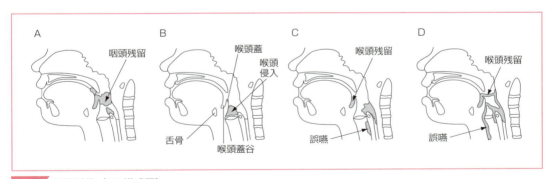

図2　異常所見（VF模式図）
A：咽頭残留（喉頭蓋谷と梨状窩）．B：喉頭侵入．C：喉頭蓋谷への貯留，誤嚥．D：喉頭蓋谷への貯留，咽頭残留，誤嚥．

切です．
　検査の際は，被検者に造影剤を含む食物の摂取を行わせ，口腔から食道までX線撮影し，録画記録をします．検査時は，最も安全と考えられる摂食条件から開始し，著しい咽頭残留や誤嚥が認められないことを確認して検査を進めます．経口摂取している場合は，できるだけ通常と同じ状況で検査を行います．そして喉頭侵入や誤嚥の重症度を評価し（表1[3]），著しい咽頭残留や誤嚥が認められる場合には，それらを軽減できる対応を検討します（図1，図2）．

D　摂食嚥下障害の評価と具体的な対応法

表1	喉頭侵入・誤嚥の重症度スケール
1.	喉頭に侵入しない
2.	喉頭侵入があるが，声門に達せずに排出される
3.	喉頭侵入があるが，声門に達せず，排出もされない
4.	声門に達する喉頭侵入があるが，排出される
5.	声門に達する喉頭侵入があり，排出されない
6.	声門下まで食塊が入り（誤嚥），喉頭または声門下から排出される
7.	声門下まで食塊が入り，咳嗽しても気道から排出されない
8.	声門下まで食塊が入り，排出しようとする動作がみられない

〔Rosenbek JC, et al.: A penetration-aspiration scale. Dysphagia 11: 93-98, 1996. より引用〕

使用造影剤

　"VF用の造影剤"と定められたものは市販されていませんので，硫酸バリウム懸濁液を各種の濃度に調整し，検査食に添加して使用します．30～40％以上の濃度であれば，造影効果は十分です．誤嚥のリスクが高く，喀痰の喀出力が弱い症例では，比較的肺毒性が少ないと考えられている低浸透圧性非イオン性ヨード系造影剤を使用します．しかし，多くの低浸透圧性非イオン性ヨード系造影剤（イオパミロン®，オムニパーク®など）は苦みがあります．等浸透圧非イオン性ヨード系造影のイソビスト®やビジパーク®は味が甘く，小児の検査にも適しています．少量の使用では，唾液によって希釈され，造影効果が不十分になるので，希釈は2倍までとします．多めの量の使用では，希釈は2.5～3倍とします．ただし，低浸透圧性非イオン性ヨード系造影剤は，嚥下造影検査での保険診療の適応がなく価格が高価です．

　硫酸バリウム以外の造影剤は，ヨードを使用しているために，ヨードアレルギーがある患者（児）には使用できません．ヨードアレルギーが明らかでない場合でも，十分に注意して行います．ガストログラフィン®は，肺毒性があるので避けます．

　検査での経口摂取は，少量から開始します．乳幼児では，0.1～0.2 mLというごく少量でも，誤嚥が認められることがあります．誤嚥がなければ，量を増やして観察します．普段から経口摂取している子どもでは，いつも摂取している量を，慣れた食具を用いて検査します．

　食物は，一般に粘度の低い液体よりも，とろみをつけた液体や，ペースト状食品やゼリー状食品のほうが，誤嚥が少ないと考えられます．そのため初めにとろみのある液体やペースト状食品から開始し，誤嚥がなければ粘度の低い液体を与えます．逆に，粘度の低い液体のほうが誤嚥しにくく，粘度の高い液体のほうが誤嚥しやすいという症例もあるので，子どもの状態から判断し，とろみを調整して検査します．安全に摂取している食物があれば，それを検査食として検査することから開始します．

　粘度の低い液体で誤嚥が認められる場合は，とろみの調整で誤嚥が軽減するかどうかを確認します．経口摂取時に喘鳴が増強する症例では，中粘度の液体やペースト状食品では滞留時間が長くなることに留意します．高粘度のものは，トロミ調整食品により付着性が増し，梨状陥凹などへの滞留時間を延長する危険性もあります．この場合，できるだけ付着性が少ないトロミ調整食品を使用します．ゼリーやヨーグルトは，造影剤を混入すると性状が変化するので，あらかじめ造影剤の入ったゼリーなどを準備しておくことが望まれます．

検査の姿勢づくり

　嚥下の状態は姿勢によって大きく左右されます．そのため，子どもでは，X線撮影装置に合

わせて，座位保持装置などに工夫が必要になります．撮影台の上にクッションチェア，ベビーラック，タンブルフォームフロアシートなどの座位保持機を乗せ，その上に座らせて検査することもあります．ストレッチャーの上に三角マットやタオルなどを重ねて置き，上体の角度を調節することもあります．車椅子，座位保持椅子，VF用椅子に座って検査することもあります．いずれにせよ，安定した姿勢をとれる椅子が望まれます．

　食べる姿勢は，誤嚥が比較的起こりにくい姿勢で検査を開始します．子どもが受け入れやすく，安定している姿勢であることが必要です．特に体幹の傾斜角と頸部の角度に注意します．普段食事をとっている姿勢で検査を開始します．抱いた状態で食事摂取している子どもは，それに近い姿勢で検査します．この姿勢で誤嚥が認められるときには，首の角度や体幹の床からの傾斜角を変えて検査します．姿勢の調整によって，誤嚥や咽頭滞留を軽減・防止できるかどうかを検討します．

嚥下造影検査のリスクは最小限に

　施行にあたっては，検査の目的や合併症などについて十分な説明を行います．検査時のリスクとしては，誤嚥と被曝があります．情報の多さだけを求めずに，検査の計画を事前に立てて行います．

　検査中の誤嚥により誤嚥性肺炎が起こることがあります．使用する食品に混合したバリウムには毒性はありませんが，大量のバリウムが肺に入り残留すると窒息やまれに肉芽腫性肺炎をきたします．検査中の誤嚥は最小限にし，誤嚥が起こったら直ちに吸引や体位排痰法（体位ドレナージ）（p.103 ポイント25 図3 参照）などの対応を行います．

　また，X線を使用しますので被曝を伴います．検査は，被曝によるリスクよりも，得られる情報が大きいと判断する場合に行われます．被曝線量を低減するには，X線管から被写体までの距離を離し，透視時間を極力短くすることです．

　検査者は放射線防護衣を着用し，照射野内に極力手を入れないよう注意します．なお，患者（児）家族および介助者などの関係者が検査に立ち会うためにX線検査室に入ってもらうことがあります．その際は，放射線防護服を着用するなど，できる限り被曝が少なくなるように配慮します．

検査結果を子どもの生活と診療の向上に役立てる

　小児では，制約の多い状態での検査であることを認識して評価する必要があります．心理的緊張，造影剤による味や食物の性状変化，姿勢の制限などから，平常よりは不良な結果が出る可能性（worst swallow）があります．一方，検査時に与える量が少なく，時間も短いことから，その時だけ良好な結果が出る可能性（best swallow）もあります．検査結果は，臨床症状や臨床経過を考慮して総合的に判断することが，小児では成人以上に重要です．臨床所見で得られる以上の結果を得ることが少ないと考えられる場合は，VFの適応はありません．

　今まで蓄積された様々なVF画像を見ることは，摂食嚥下障害の診察力を向上させます．子どもや成人のVF画像を見ることで，摂食嚥下過程や病態を理解し，臨床に生かすことは大切です．

D 摂食嚥下障害の評価と具体的な対応法

嚥下内視鏡検査で知っておくべき基礎知識

　嚥下内視鏡検査は，鼻腔・咽頭・喉頭の内視鏡検査によって鼻咽腔閉鎖不全，声門閉鎖機能，唾液や分泌物，食塊の咽頭残留などを直視下に観察する方法があり，成人では標準化された手順も示されています[4, 5]．しかし，小児においては確立した手順がありません．むしろ咽頭や喉頭の内視鏡検査時に食物を嚥下させる嚥下内視鏡検査は，小児では危険であると考えられます．

　呼吸障害に摂食嚥下障害を伴う子どもにおいては，咽頭から喉頭にかけての内視鏡検査は重要です（図3）．摂食嚥下障害を評価するには呼吸障害の評価が必要になるからです．小児の鼻腔・咽頭・喉頭の内視鏡検査は，上気道から下気道まで咽頭や喉頭，および気管と呼吸の評価を行うことが大切です．そのなかで，声門閉鎖機能，唾液や分泌物の状況，食物の残留なども同時に評価します．子どもでは，小児の内視鏡検査を施行中に，飲ませたり食べさせたりすることは，誤嚥を引き起こす可能性が高いと考えられます．また，内視鏡が咽頭に入っている状態での嚥下状況をみても，それは通常の状況を反映しているとはいえません．

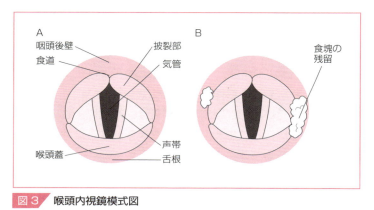

図3　喉頭内視鏡模式図
A，B：喉頭部像．中央に見える黒い部分が気管内腔．Bでは食塊が少し残っている．

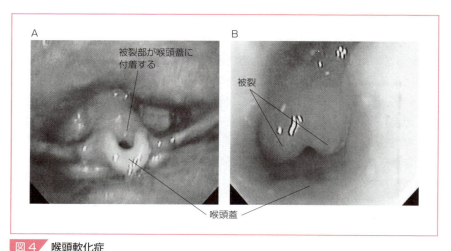

図4　喉頭軟化症
A，B：いずれも吸気時．被裂粘膜が長く吸気を妨げている．

嚥下内視鏡検査の実際

　内視鏡には子どもにも使用できる細径があり，無理なく挿入可能です．しかし，検査時の迷走神経反射や嘔吐による誤嚥などのトラブルの可能性もあり，検査を行う場合には，緊急対応ができる状況で行う必要があります．また，検査時に嘔吐を誘発する危険性があるので，検査前に飲食を行ってはなりません．

　所見としては，上気道の構造的・機能的狭窄，舌根の後退，扁桃肥大，喉頭蓋の後退・軟化，披裂部の浮腫や軟化症（図4），下咽頭や喉頭の浮腫や炎症性変化，声帯の動きや麻痺，気管狭窄などがみられます．胃へのカテーテルが挿入されている場合には，カテーテルによる喉頭蓋の圧迫がみられることもあります．

　気管カニューレを装着している場合には，その評価のために内視鏡検査が行われます．誤嚥の状況，喉頭の状況，カニューレによる肉芽の問題などについては，耳鼻咽喉科などカニューレを管理する診療科でしっかりと評価し，管理方針を立てることが重要です．誤嚥を評価するために，口腔内に色素を入れて気管カニューレから色素が検出されるかをみることにより気管への唾液や食物の垂れ込みを評価することができます．呼吸と摂食嚥下機能の両面から評価し，支援につなげます（p.123 ポイント30 参照）．

📖 文献

1) 日本摂食・嚥下リハビリテーション学会医療検討委員会：嚥下造影の標準手順(詳細版). 日摂食嚥下リハ会誌 5：166-167，2001.
2) 日本摂食・嚥下リハビリテーション学会医療検討委員会：嚥下造影の検査法(詳細版). 日摂食嚥下リハ会誌 15：76-95，2011.
3) Rosenbek JC, et al.: A penetration-aspiration scale. Dysphagia 11: 93-98, 1996.
4) 日本摂食・嚥下リハビリテーション学会医療検討委員会：嚥下内視鏡検査の標準手順. 日摂食嚥下リハ会誌 11：389-402，2007.
5) 日本摂食・嚥下リハビリテーション学会医療検討委員会：嚥下内視鏡検査の手順 2012 改訂.
　　http://www.jsdr.or.jp/wp-content/uploads/file/doc/endoscope-revision2012.pdf

ポイント 23 胃食道逆流症の評価と対応について知ろう

Essence

- ☑ 繰り返す喘鳴や嘔吐，誤嚥性肺炎の原因の 1 つに胃食道逆流症がある．
- ☑ 乳児期には生理的胃食道逆流現象（溢乳）がみられる．
- ☑ 上部消化管造影および食道 pH モニターを用いて評価する．
- ☑ 胃食道逆流症に対して日常生活管理および内科的治療を行う．
- ☑ 内科的治療で効果を得られないときは外科的治療を検討する．

胃食道逆流症とは

通常は食道から胃に送られた食物が，食道に逆流することはありません．食道と胃の間には下部食道括約筋(lower esophageal sphincter：LES)があり，逆流を防止しています．しかし，その機能が不十分であると，胃の内容物が食道へ逆流することがあり，これを胃食道逆流現象(gastro-esophageal reflux：GER)といいます．

小児期の GER は，下部食道括約筋の一過性の弛緩，あるいは腹腔内圧の変化に下部食道括約筋が適切に反応できないために起こると考えられています．GER により反復する嘔吐，吐血，喘鳴などの症状や食道炎，反復性肺炎，貧血などの合併症を伴う場合を胃食道逆流症(gastro-esophageal reflux disease：GERD)といいます．

胃液は強い塩酸で，酸に弱い食道粘膜を傷害します．逆流の回数が多く，逆流した胃液がいつまでも食道に残ると，炎症を起こして逆流性食道炎(図 1)となります．ひどくなると潰瘍ができ，潰瘍ができたり治ったりを繰り返していると瘢痕組織に変わり，食道狭窄になります．食道炎や潰瘍からの出血が多いと貧血になり，蛋白質も失われ栄養不足の状態になり，成長にも影響が出ます．

胃液の気管への流入におこる誤嚥は，強酸性であり肺に強い障害をおこします．逆流は 1 日に何十回と起こることもあり，気管支炎や肺炎を繰り返すこともあります．大量の嘔吐は窒息につながることもあります．

また，逆流した胃酸の刺激によって，迷走神経反射や気管支れん縮による呼吸困難や心拍低下を起こすこともあります．これは窒息するほどの大量の逆流でなく，食道の中に留まる軽い逆流でも起こり，ひどい場合には心拍が停止することもあります．

GER による肺炎は重篤になる危険性があり，症状は数秒以内にも起こることがあります．誤嚥量が多く pH 2.5 以下の場合では致死率が 70 ％以上といわれます．

健常者(児)でも軽度の逆流があり，特に乳児では噴門機能が未熟であることなどにより，GER が頻繁に起こります．このため溢乳がしばしばみられますが，多くは成長とともに自然治癒します．

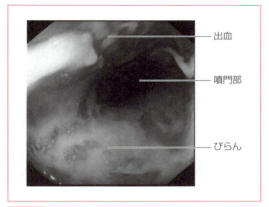

図1 逆流性食道炎（食道内視鏡）

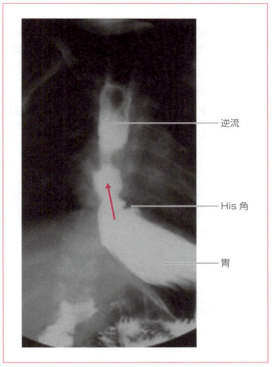

図2 胃食道逆流現象（上部消化管造影）
胃から食道への逆流を認める．His 角の開大を認める．

　乳児期の症状としては，発育不良，突然の不快に伴う発声，過緊張などがみられます．食道裂孔ヘルニア，胃軸捻転を伴うことがあります．重度の脳性麻痺，筋疾患などでもGERDは多くみられ，寝たきり状態の小児は34.2％にみられるとの報告[1]もあります．その要因としては，筋緊張や吸引時などの腹圧の亢進，側弯，呼吸障害，食道裂孔ヘルニア，長期臥床などがあります．

　食道は，横隔膜に開いている食道裂孔から腹腔に入りますが，この孔から胃の一部が横隔膜の上にはみ出してしまったのが食道裂孔ヘルニアです．食道裂孔ヘルニアでは逆流防止機構が機能しないため，常に逆流が発生する状態となります．

胃食道逆流症の診断

　GERDの治療を決めるにあたっては，その逆流の程度が重要です．GERDの診断は，症状に加えて上部消化管造影，食道pHモニタリング，食道内視鏡，食道内圧検査，超音波検査，食道シンチグラフィーなどを組み合わせて行います．

1. 上部消化管造影検査

　上部消化管造影検査（図2）は，咽頭から食道，胃，十二指腸への造影剤の流れや逆流の観察に有用です．ただし，逆流の存在は必ずしも異常ではなく，乳児期には正常でも逆流を認めることがあります．食道胃接合部のHis角の開大などの解剖学的異常，胃軸捻転，食道裂孔ヘルニア，食道潰瘍やその瘢痕狭窄の有無についても評価します．

　上部消化管造影検査では，胃から先への造影剤の流れで十二指腸狭窄や上腸間膜動脈症候群

をみることもあります．

2．食道 pH モニタリング

食道 pH モニタリングは，微小電極を用いて下部食道内の pH を持続的に測定記録し，pH の低下で胃液の逆流を評価します（図3）．24 時間食道内 pH 検査では，1 日のなかでどのくらいの時間逆流があるかを評価します．

総記録時間に対する pH 4.0 未満の時間率（pH index）4.0％がカットオフ値となります．実際には pH 4.0 未満の時間率のみでなく，呼吸器症状などとの時間関係をみることも大切です．

食道病変を伴うと食道内容のクリアランスの評価が必要であり，平均逆流持続時間を指標とします．また，最長逆流時間や 5 分以上の逆流回数も参考にします．逆流がどの程度で起こるかを調べるために，24 時間食道内圧検査を行うこともあります．

3．食道内視鏡検査

食道炎・食道潰瘍・食道狭窄の程度を調べるためには，食道内視鏡検査が行われ評価します（図1）．

胃食道逆流症を防ぐために

乳児は逆流を防ぐ仕組みが未発達なため，成人よりも逆流が起こりやすいが，成長に伴って次第に逆流防止機構が成熟します．症状が反復する嘔吐のみで，2 歳以下で合併症がない場合は自然治癒傾向が強いので，侵襲的な検査は行わずに，家族への説明と生活指導を行い，逆流防止機構の完成を待ちます．授乳後に"げっぷ"をさせ，食後しばらくの時間は体を 60°程度挙上させた体位，または"抱っこ"の姿勢を保ちます．これで効果がみられない場合は，1 回授乳量を減らし，授乳回数を増やします．

症例により市販のトロミ調整食品を添加したミルクを使用することもあります．嘔吐の原因が牛乳アレルギーである場合はアレルギー疾患用ミルクを用いる場合もありますが，アレルギーの正しい評価に基づいた判断が必要です．

2 歳以下で合併症がある場合，あるいは 2 歳以上の場合は，検査を行うことを検討します．年長児では，便通を整える，ベルトをきつくしない，食後しばらくは臥位にならない，肥満の改善，カフェイン・チョコレート・香辛料などの刺激物を避けるような生活指導，食事療法を行います．そのほか，食道の粘膜の保護や胃に溜まっている内容物を早く十二指腸へ流すなどの目的で薬物療法を行うこともあります．

1．吐血・下血を主症状とする場合

食道内視鏡検査により食道炎の有無を診断します．逆流に対する治療としては，一般に生活指導に加え，消化管機能改善薬を投与します．食道炎を有する場合は，酸分泌抑制薬を投与します．内科的治療に抵抗性のある場合は，手術リスク，術後合併症，再発などの問題と手術により期待される QOL の向上を考慮したうえで，外科治療（噴門形成術）の適応を検討します．

2．喘鳴・反復性肺炎・無呼吸・突発性危急事態様症状を呈する場合

原因不明の喘鳴や肺炎を繰り返し，嘔吐や胸痛などの GERD 症状がある場合は，検査および治療の対象になります．無呼吸，突発性危急事態（apparent life threatening event：ALTE）様症状を呈する児は，他の疾患の除外も含めて精査を行います．

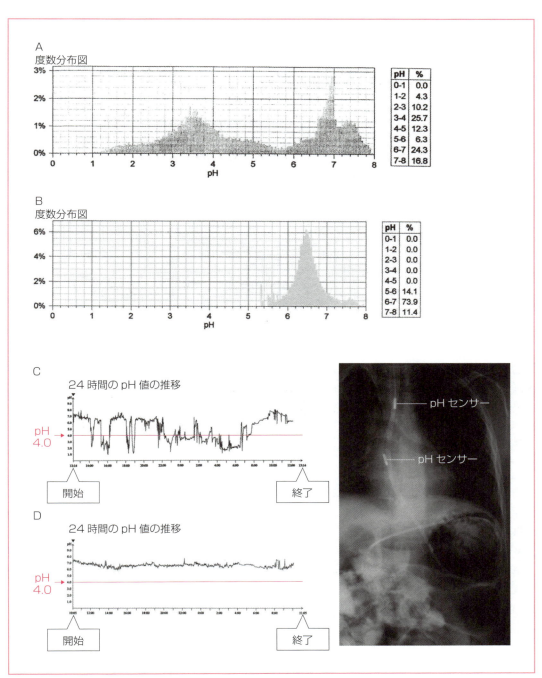

図3 食道pHモニタリング
度数分布図：術前のpH 4.0未満は40.2％（A），術後は0％（B）であった．
24時間のpH検査の推移：術前（C）はpH 4.0未満となっている時間帯がみられるが，噴門形成術後（D）は改善している．
右下：X線写真，pHセンサーを2か所設置している．

D 摂食嚥下障害の評価と具体的な対応法

表1 胃食道逆流症の治療と生活指導（重症心身障害児を中心に）

Phase 1. 家族への説明および生活指導	病気についての説明と治療法の説明（1歳頃までに症状の軽快の可能性が高い） 授乳後のげっぷの励行 便通を整える．便秘に対する治療 食事直後に臥位をとらない 刺激物を避ける（カフェイン・チョコレート・香辛料など）
Phase 2. 授乳	少量頻回授乳 治療乳：いずれも1～2週間試験的に投与し，効果を評価する ・増粘ミルク（市販のトロミ調整食品〈トロミアップエース®，トロミクリア®，トロメリン®，スルーソフトS®，森永ARミルク胃食道逆流用コーンスターチの添加〉） ・アレルギー疾患用ミルク（加水分解乳〈ペプディエット®，ニューMA-1®〉：牛乳アレルギーが関与している症例で用いる
Phase 3. 薬物療法	胃酸分泌抑制治療 　H_2受容体拮抗薬（シメチジン，ラニチジン，ファモチジン） 　プロトンポンプ阻害薬（オメプラゾール，ランソプラゾール） 消化管機能改善薬（ドンペリドンの使用は副作用に注意）
Phase 4. 体位療法	仰臥位での頭部の挙上，座位の保持，側臥位で右を下に，腹臥位では頭部を高くして 乳児期の腹臥位は乳幼児突然死症候群との関連が示唆されているので勧められない
Phase 5. 外科的治療	噴門形成術（開腹，腹腔鏡下）（胃ろう造設術と同時に行うこともある）

〔小児胃逆流症診断治療指針作成ワーキンググループ：小児胃食道逆流症診断治療指針．日小児会誌 110：86-94，2006．より一部改変〕

3. 重症心身障害児の胃食道逆流

一般的に難治で軽快しないことが多くみられます．嘔吐，吐血，反復性肺炎などがみられる場合は，検査，体位療法，薬物療法を行います．GERD を認める場合の治療は，その程度を評価し，内科的治療あるいは外科的治療を選択します．全身状態と摂食嚥下障害を考えたうえでの GERD の治療を考慮する必要があります（表1[2]）．外科治療の適応は，詳細な病態把握によって決定します．

外科治療

逆流が重度の場合は，逆流防止術である噴門形成術を行います．噴門形成術は，GERD に対する外科治療として最も効果的です．前述した種々の検査によって GERD の確定診断が得られ，保存的療法では症状の改善が望めないと判断されたときに手術の対象になります．同時に栄養管理のための胃ろう造設術を行うことが多くなります．

手術は，胃の上部を食道に巻きつけることによって，胃から食道への逆流を防止するものです．Nissen 手術（図4）といわれる手技が最も有名ですが，他の手術法が考案されています．子どもの状態により腹腔鏡下噴門形成術や開腹によって手術が行われます．

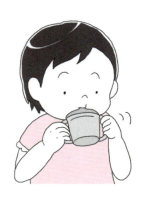

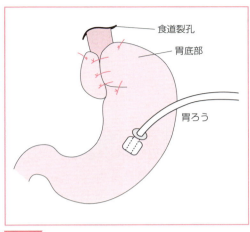

図4 Nissenの噴門形成術
胃底部を食道に巻きつける．同時に胃ろう造設術を行うことが多い．

📖 文献

1) 藤田正明，他：重症心身障害児・者における消化器症状とその検索—胃透視・胃内視鏡検査を中心に—．脳と発達 18：174-180, 1986.
2) 小児胃食道逆流症診断治療指針作成ワーキンググループ：小児胃食道逆流症診断治療指針．日小児会誌 110：86-94, 2006.

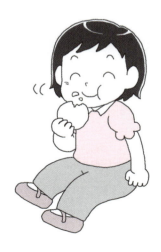

ポイント

24 経管栄養と胃ろうについて知ろう

Essence

☑ 経口摂取できないときは，適切な非経口栄養法を選択する．
☑ 経管栄養と胃ろうの特徴と問題点を理解する．

非経口栄養法

　水分や栄養を経口摂取できないときには，何らかの方法により水分や栄養を摂取しなければ生命を維持できません．その方法としては，静脈栄養（中心静脈栄養，末梢静脈栄養）と経腸栄養（経鼻経管栄養，経胃ろう栄養など）があります（表1）．栄養摂取や免疫力の賦活や腸内フローラなどの面からも消化管を用いた栄養のほうがすぐれるため，経腸栄養を行います．経静脈栄養法についてはここでは述べませんが，水分の補給や消化管の術後など消化管が使えないときに用いられます．

経腸栄養の種類と特徴（表2）

　消化管を用いる経管栄養法には，留置する経路により経鼻，経口，胃ろう，腸ろうなどがあります．留置するカテーテルの先端の場所には，食道，胃，十二指腸，空腸などがありますが，最も一般的なのは胃です（図1）[1]．それぞれに特徴があり，必要性により使い分けられます．ここでは最も用いられる頻度の高い経鼻経管胃栄養法と胃ろうを中心に説明します．

1. 経鼻経管胃栄養法

　広く用いられる経鼻経管胃栄養法は，鼻を経由してカテーテルを胃まで挿入し，留置しま

表1　代表的な経腸栄養

経管栄養法	方法	特徴と問題点
経鼻経管胃栄養法	鼻腔から胃内に挿入し，固定する（低出生体重児では経口的に挿入することが多い）	太いカテーテルは刺激性が強い 固定がやや不安定で抜けやすい 固定時の鼻翼の強い圧迫は壊死を起こす カテーテルの挿入が難しいことがある
口腔ネラトン法 （間欠的経口経管胃栄養法）	食事のたびにネラトンカテーテルを挿入し，栄養を入れる	咽頭反射が強いと毎回の挿入が負担になる 口元がすっきりし，鼻咽頭の細菌叢によい 成人や年長児では胃まで入れず食道から注入する方法もある
経鼻経管十二指腸・空腸栄養法	胃食道逆流があり，姿勢や薬物で効果の得られない場合に幽門を越えた十二指腸や空腸に挿入し，固定する	挿入が難しい 食物が胃を通らず急速に腸に入るので，ゆっくり注入する必要がある
胃ろう，腸ろう	経口摂取困難が長期に持続する場合，胃ろう・腸ろうを造設し，注入を行う 胃食道逆流があるときは同時に逆流防止術を行うことがある	カテーテルがないので口元がすっきりし，鼻咽頭の細菌叢の改善がみられ，喘鳴や誤嚥が減る ろう孔部の管理が必要になる

す．カテーテルは1〜2週間ごとに交換します．挿入するカテーテルの長さの目安は，眉間から心窩部とします．鼻からカテーテルの挿入時は，口腔内に出てくることや咽頭や食道内でUターンすることがあるので注意が必要です．

重症心身障害児では挿入が非常に難しいこともあります．食道から胃に入るべきカテーテルが気管に入ると，通常は激しい咳嗽がみられますが，重症児では気管の中に入っても咳をせず反応の少ない場合があります．カテーテルが気管に入った状態で栄養剤などを注入すれば，生命に関わる危険をもたらします．挿入時や注入前には，確実に胃に入っていることを確認する必要があります．

カテーテルが正しく胃の中に入っているかは，カテーテルに注射器を装着し，陰圧をかけ透明や半透明の液（胃液など）が出てくることを確認します．さらに胃液であることの確認のために吸引した液のpH測定をすることもあります．

吸引時にコーヒー残渣様の物が引けるときは，胃あるいは食道の出血の可能性があります．また，前回の注入物がたくさん引けるときは，消化管の運動が悪く，十分活動していない可能性があります．

陰圧での吸引時に何も出てこないときは，注射器で5〜10 mLの空気を一気に押し込み，心窩部で空気の入る音を聴きます．喘鳴や側弯が強いときなどには音が聴き取りにくいこともあるので注意します．一度で聴き取れないときは確認を繰り返します．胃に入っているかどうか，不確実な時は必ずX線で挿入部位を確認します．

注入する物は，カテーテル内を通過すれば基本的には何でも入れることは可能です．一部の薬剤には詰まりやすい物があるので注意が必要です．注入物の温度は，子どもの好みで室温でも温めてもかまいませんが，熱すぎないように注意しましょう．

注入するときの姿勢は，座位がとれれば座位で行います．座位がとれず胃食道逆流現象が考

表2　経管栄養・胃ろうの利点と問題点

経鼻経管栄養と胃ろうの利点	安定した栄養確保 誤嚥の軽減
経鼻経管栄養の問題点	鼻咽腔の分泌物の増加 呼吸路の狭窄 挿入時に周囲を傷つける カテーテルによる鼻翼や喉頭蓋の損傷 不快感（挿入時や挿入中） 空腹と関係ない注入 胃食道逆流の増加
胃ろうの問題点	手術侵襲 術後のトラブル 挿入部周囲の肉芽 胃ろう器具の脱落 空腹と関係ない注入

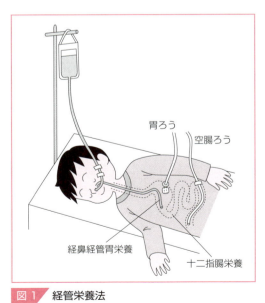

図1　経管栄養法

〔田角　勝：経管栄養法と経腸栄養剤―その特徴や注意点とは．田角　勝，他（編）：小児の摂食・嚥下リハビリテーション第2版．医歯薬出版，199，2014．より引用・一部改変〕

D 摂食嚥下障害の評価と具体的な対応法

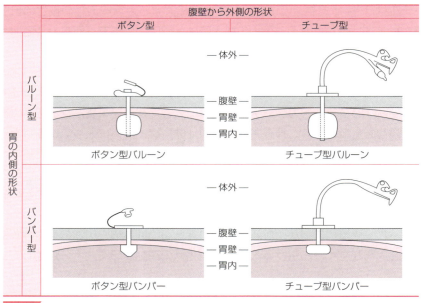

図2 胃ろう器具の種類

表3 小児の経腸栄養剤選択の注意点

- 消化吸収に問題がなければ，半消化態の経腸栄養剤を用いる
- 小児は体重当たりエネルギー必要量が大きいため，エネルギー/蛋白質比の高い物がよい
- ビタミン・ミネラル（ビオチン，亜鉛，セレン，鉄，カルシウム，ヨウ素など）が必要量入っており，食物繊維やオリゴ糖が入っている物がよい
- 浸透圧が高いと下痢をしやすい

えられるときは，上半身を少し挙上した右側臥位あるいは腹臥位とします．

重症児で側弯や変形が強く，一般的な体位ではうまくいかない場合は，側弯などの変形に合わせて胃から十二指腸に流れやすい姿勢を考えます．いずれの姿勢にしろ，体の変形や筋緊張の軽減するような体位を取るようにします．

注入速度は，一般には30～60分位で入るように調節します．病態によっては長時間かけたほうがよい場合もあります．注入途中で咳き込み，嘔吐，チアノーゼなど，呼吸状態の変化のある場合は，すぐに中断します．注入後にはチューブ洗浄のためにチューブ内に水を通し10倍希釈の食用酢を入れておきます．

2. 胃ろうからの経管栄養

胃ろうには，ボタン型を使う場合とチューブ型を用いる場合があります（図2）．注入では，コネクター部にカテーテルをつなぐだけで，カテーテルの位置の確認は原則不要です．

胃ろうボタンあるいはカテーテルが抜けてしまったときは，穴が小さい場合には放置すると塞がるので，なるべく早く新しいカテーテルを挿入します．通常のカテーテルの挿入が難しい場合は，細めのカテーテルを挿入することもあります．

十二指腸チューブあるいは腸ろうからの注入では，胃に停滞することなく入るので，注入速度はダンピング症候群に注意してゆっくり行う必要があります．

表4	経腸栄養剤の使用時の注意

①必要なエネルギー量が少ない場合（1,000 kcal 以下）には，蛋白質量，ビタミンやミネラル・微量元素の不足に注意が必要である
②種々の栄養剤や微量元素を多く含む自然食品の注入を加えることが望ましい
③セレン（エレンタール®，エレンタール P®など）やヨウ素（エンシュア・リキッド®，エンシュア・H®，ラコール®など）やビオチン（エレンタール®）含有量の少ない物がある
④n-3 系長鎖不飽和脂肪酸（EPA，DHA）がほとんど含まれない物があるので欠乏に注意が必要である．n-6 / n-3 比は 4 以下が望ましい
⑤小児では浸透圧の高い物は下痢をしやすいため，希釈して使用を開始する（エレンタール®，エレンタール P®，ツインライン®など）

表5	経腸栄養剤の特徴の比較

	消化態栄養剤		半消化態栄養剤	
	成分栄養剤	ペプチド栄養剤	液状	半固形
蛋白成分	アミノ酸	アミノ酸，ペプチド	蛋白質，ポリペプチド	蛋白質，ポリペプチド
脂肪含有量	極めて少ない	少ない	比較的多い	比較的多い
消化	不要	ほとんど不要	必要	必要
浸透圧	高い	高い	比較的低い	さまざま
味	不良	不良	比較的良好	比較的良好
特徴や注意点	成分栄養剤は浸透圧が高いため投与初期には下痢に注意．脂肪の含有が少ないため，長期に用いる場合は必須脂肪酸の欠乏になる	吸収効率はよい．消化管術後，短腸症候群，炎症性腸疾患などに用いられる．浸透圧が高いので下痢に注意	消化吸収に問題がなければ，経腸栄養剤は半消化態を選択	胃食道逆流の軽減に使われる．胃ろうのろう孔からの漏れの改善，ダンピング症候群などの予防，ボーラス投与が可能(20 Fr 以上のチューブ径が必要)
医薬品	エレンタール®，エレンタール P®	ツインライン®	エンシュア・リキッド®，エンシュア・H®，ラコール® NF，エネーボ®	ラコール®半固形
食品			アイソカル 1.0・ジュニア®，テルミール®ミニ，エフツーアルファ®，メイバランス®など	テルミール®ソフト，PG ソフト™EJ，エフツーショット™ EJ，ハイネ®ゼリーなど

①アイソカル® 1.0・ジュニアは，エネルギー / 蛋白質比が小児用に作成されており，食物繊維やオリゴ糖を配合してある．
②病態別栄養剤には，プルモケア®-Ex（呼吸不全用であり，CO_2 排泄抑制のために脂肪含有量が多い），リーナレン®LP（慢性腎不全用であり，水分，Na，K，Cl，Ca，P，Mg，ビタミン A などが制限される），糖尿病用，肝不全用，免疫調整剤などがあり，それぞれの病態に合わせて検討する．
③栄養補助食品には，テゾン®（微量元素製剤），ファイバーケア®（食物繊維製剤），ポチプラス®（微量元素・食物繊維製剤）など，さまざまあり，病態に応じて活用する．

経腸栄養剤の選択と注意点（表3，表4，表5）

　経腸栄養剤は一般に高栄養食品であるため，経腸栄養剤の導入時には慣れるための時間が必要です．最初は薄めの濃度の栄養剤や少量から使用することや，一部分を経腸栄養剤に変更するなどによって，慣らしていきます．

　栄養必要量が少ないため経腸栄養剤の注入量が少なくてすむ場合には，同時にビタミン・ミネラルや微量元素など，すべての栄養素が減ることになります．このような場合には，不足分を他の食品で補填することを考慮します．経腸栄養剤は経口摂取することも可能であり，好みに合わせていろいろな味もあります．

D　摂食嚥下障害の評価と具体的な対応法

半固形食（ミキサー食など）とトロミ調整食品

　ヒトは咀嚼することにより，固形の食物を口腔内でドロドロの半固形状態にして飲み込みます．経口摂取する場合の半固形食は，粘性，弾性，変形能，形状，付着性，粒度感などにより性状が決まり，好き嫌いや嚥下機能などを総合した結果として，それぞれの食べやすい形態があります．

　経管栄養をしている場合には，固形物を注入することはできませんが，食物をミキサーやフードプロセッサーを用い水分の量を調節することにより，半固形状態になり，硬さや粘性を調整して注入することができます．半固形食にすることは，液体の注入に比べて注入時間の短縮，便性の改善，さまざまな食品が入るなどの利点があります．デメリットとしては，食材の硬さの調節が必要となり注入しにくいことがおこることなどがあげられます．

　半固形栄養剤は，栄養剤にトロミ調整食品（半固形化剤）を用いて半固形化する場合とすでに半固形状態でできている栄養剤があります．トロミ調整食品には，イージーゲル®，介護食用ウルトラ寒天®，ソフィア ENS®，ムースベース®，ジャネフ REF-P1®などがあり，経口摂取のとろみの調整にも用います．それぞれの使用量や食物の種類や作成してからの時間などで性状が異なりますので適当なものを選択します．

　トロミ調整食品を用いた食品やミキサー粥やでんぷん食品の付着性が経口摂取時に問題になる場合は，酵素入りのゼリーの素であるスベラカーゼ®などの使用により，ベタツキが改善されて食べやすくなります．それぞれの使用法があり，栄養剤や食品との組み合わせにより特徴を活かして使用します．

📖 文献

1）田角　勝：経管栄養法と経腸栄養剤―その特徴や注意点とは．田角　勝，他（編）：小児の摂食・嚥下リハビリテーション第2版．医歯薬出版，199，2014．

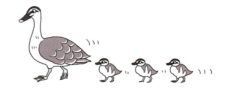

ポイント 25　誤嚥性肺炎を予防しよう

Essence

- ☑ 誤嚥があると，おいしく楽しく食べることができない．
- ☑ 誤嚥性肺炎の診断と評価は，臨床所見と検査を組み合わせて行う．
- ☑ 誤嚥の防止対策，口腔ケア，全身状態の改善により，誤嚥性肺炎を防ぐ．
- ☑ 誤嚥と誤嚥性肺炎の予防は，摂食嚥下機能療法の大きな目標の1つである．

誤嚥性肺炎

1. 誤嚥性肺炎の発症機序

　誤嚥性肺炎（嚥下性肺炎）は，次の3つの経路があります．①食事による食物や水分，②唾液やプラークなどの口腔内容物，③胃食道逆流による胃内容物の気管内への流入，による誤嚥があります（図1）．誤嚥が起こると，多くの場合はむせや咳き込みの症状が起こります．むせや咳き込みを伴わない状態を不顕性誤嚥（silent aspiration）といい，症状がわかりにくいので注意が必要です．少量の唾液などが気管内へ垂れ込むことは，微少誤嚥（microaspiration）ともいわれます．微少誤嚥は高齢者の睡眠中にしばしばみられ，高齢者の肺炎は夜間に起こるともいわれます．胃食道逆流現象は，子どもでは脳性麻痺や重症心身障害児などでしばしばみられますが，pHの低い胃内容物が気管に入ると刺激性は強く，急激な肺炎を起こすこともあります．

2. 誤嚥性肺炎の評価

　成人領域での院内肺炎については表1[1]のように整理され，危険因子も挙げられています．

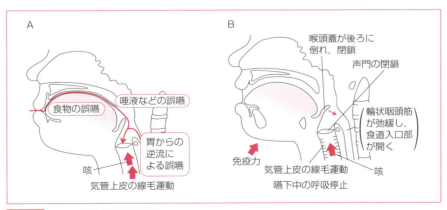

図1　誤嚥の発症経路と防御
A：発症経路と発生時の防御．B：防御機構．

D 摂食嚥下障害の評価と具体的な対応法

表1 成人領域の院内肺炎の分類
1. 院内肺炎(hospital-acquired pneumonia:HAP)
入院後48時間以降に発症した肺炎
2. 人工呼吸器関連肺炎(ventilator-associated pneumonia:VAP)
気管挿管後48時間以降に発症した肺炎
3. 施設関連肺炎(healthcare-associated pneumonia:HCAP)
入院後48時間以降に発症した肺炎で,以下のいずれか ①90日以内に急性期診療施設に2日間以上入院した者 ②療養所や長期介護施設に住む者 ③30日以内に感染症に対して抗菌薬や化学療法,創部処置を受けた者 ④血液透析患者 ⑤自宅で輸注や創部処置を受けている者 ⑥家族に多剤耐性菌による感染者がいる者
4. 市中肺炎(community-acquired pneumonia:CAP)
入院後48時間以降に発症した肺炎でHCAPの基準を満たさないもの

〔Anand N, et al.:The alphabet soup of pneumonia:CAP, HAP, HCAP, NHAP, and VAP. Semin Respir Crit Care Med 30:3-9, 2009. より引用〕

表2 小児VAPの危険因子と考えられるもの
・気管挿管　　　　　・遺伝疾患 ・血流感染　　　　　・抗菌薬使用歴 ・免疫不全　　　　　・持続経管栄養 ・神経疾患　　　　　・気管支鏡の使用 ・熱傷　　　　　　　・胃液吸引 ・再挿管　　　　　　・3日以上の挿管 ・PICUから挿管患者の搬送　・慢性閉塞性肺疾患の存在

〔Principi N, et al.:Ventilator-associated pneumonia (VAP) in pediatric intensive care units. Pediatr Infect Dis J 26:841-843, 2007. / Foglia E, et al.:Ventilator-associated pneumonia in neonatal and pediatric intensive care unit patients. Clin Microbiol Rev 20:409-425, 2007. より引用〕

表3 小児VAPの主な原因菌
・*Pseudomonas aeruginosa*(10～44%) ・*Staphylococcus aureus*(10～30%) ・*Enterobacter cloacae*(10%) ・*Klebsiella pneumoniae*(10%) 　その他に *Acinetobacter*, *Escherichia coli* などのグラム陰性桿菌,真菌など

〔Principi N, et al.:Ventilator-associated pneumonia (VAP) in pediatric intensive care units. Pediatr Infect Dis J 26:841-843, 2007. より引用〕

表4 有効性が期待できる小児VAPの予防法
・体位の工夫(医学的禁忌がなければ頭部を30～45°挙上) ・十分な口腔ケア ・介助者の手指などの厳重な感染対策(手洗い) ・深部静脈血栓の予防

〔Principi N, et al.:Ventilator-associated pneumonia (VAP) in pediatric intensive care units. Pediatr Infect Dis J 26:841-843, 2007. / Foglia E, et al.:Ventilator-associated pneumonia in neonatal and pediatric intensive care unit patients. Clin Microbiol Rev 20:409-425, 2007. / Morrow BM, et al.:Guideline for the diagnosis, prevention and treatment of paediatric ventilator-associated pneumonia. S Afr Med J 99:255-267, 2009. より引用〕

小児では十分に検討されていませんが,この考え方を参考にすることができます.人工呼吸器関連肺炎(ventilator-associated pneumonia:VAP)は気管挿管後48時間以降に発症した肺炎と定義され,誤嚥性肺炎とも関係します.子どものVAPの危険因子としては表2[2,3]のようなことが考えられます.最も多い原因菌は *Pseudomonas aeruginosa* と *Staphylococcus aureus* です(表3)[2].

　診断は,呼吸器症状,体温,呼吸・心拍などのバイタルサイン,白血球数,酸素飽和度,痰の性状,胸部X線検査での肺炎像などから判断します.子どもではBAL(bronchoalveolar lavage，気管支肺胞洗浄）が容易にできないため，気管吸引液の培養とグラム染色・好中球貪食像を参考にします．予防には体位の工夫，口腔ケア，介助者の手洗いなど（表4）[2~4]があげられています．具体的な手洗い法は p.154 ポイント36 図2 を参照してください．

誤嚥性肺炎の症状には必ずしも特異的なものはありませんが，食事中にむせる，咳が出る，咽頭喘鳴，流涎（りゅうぜん），汚い・多い痰，嗄声などがあります．誤嚥を繰り返す場合では，咳反射の低下，線毛運動の障害が強くなり，基礎疾患や合併症に伴う体液性・細胞性免疫の低下も重なり，誤嚥性肺炎を起こしやすくなります．

誤嚥は予防することが第一になりますが，多少の誤嚥があってもそれを排除できる抵抗力があることも大切です．そのためには，呼吸機能の維持により咳で痰を喀出できること，基礎体力，胸郭の変形の防止，口腔ケアなどにより，健康状態の維持管理をすることが大切です．また，誤嚥性肺炎の発症の危険因子となる，基礎疾患・合併症の存在や薬物（抗けいれん薬，筋弛緩薬，向精神薬など）には注意が必要です．

急性の誤嚥性肺炎は，化学的肺炎のため抗菌薬なしでの治療で管理できます．二次性肺炎が考えられる場合は，細菌培養結果と薬剤感受性結果をふまえた適切な抗菌薬の投与が必要になります．市中肺炎（community-acquired pneumonia：CAP）の場合にはペニシリンかクリンダマイシンを選択し，施設関連肺炎（healthcare-associated pneumonia：HCAP）や院内感染（hospital-acquired pneumonia：HAP）ではグラム陰性菌もカバーする薬物を選択します．

誤嚥の診断には嚥下造影検査（videofluoroscopic examination of swallowing：VF）による評価が役立ち，誤嚥の起こるタイミングや程度を確認できます（p.82 ポイント22 参照）．VF では，症例により "best swallow" あるいは "worst swallow" が撮影されることがあり，その評価には注意が必要です．特に指示による嚥下ができない子どもの場合は，その適応と限界を考える必要があります．

また，誤嚥は食形態や姿勢などにより影響を受けるので，VF は誤嚥の有無だけではなく，摂食嚥下の対応を考える目的で行います．しかしながら，どのように VF の撮影環境を整えても実際の食事場面を再現することは難しく，臨床的な観察による総合評価のもとに計画を立てる必要があります．

3．誤嚥性肺炎と経口摂取

誤嚥性肺炎をおこしたからすぐに経口摂取ができないというわけではありません．体調，食物形態，姿勢，介助法など，すべてを考慮する必要があります．誤嚥性肺炎の頻度などを考慮して方針を立てます．

十分な対応をしたうえでも誤嚥性肺炎を繰り返すような場合は，子どもの QOL を考え経口摂取にするか経管栄養にするかの選択を検討することが重要です．そして誤嚥および誤嚥性肺炎が避けられないときは全量の経口摂取が困難と判断し胃ろうなども考慮します．ただし，経口摂取しないことで誤嚥を完全に防げるわけではありません．誤嚥を完全になくすためには，喉頭気管分離術などの誤嚥防止術が必要になります（p.138 ポイント33 参照）．

呼吸リハビリテーション

呼吸リハビリテーションは呼吸理学療法と排痰補助装置などの機器を使用した療法があります（表5，図2）．

D 摂食嚥下障害の評価と具体的な対応法

表5 呼吸理学療法と機器を使用した療法

呼吸訓練	呼吸介助：腹式呼吸 咳の誘発，ハフィング
運動療法	—
胸郭関節可動域訓練	呼吸筋ストレッチ，リラクゼーション
排痰法	体位排痰法：squeezing, percussion, vibration など
排痰補助装置	機械による咳介助(MI-E) 肺内パーカッション換気(IPV)，高頻度胸壁振動法

表6 体位排痰法

- 体位変換(positioning)
- 排痰体位(drainage position)
- 軽打法(percussin)
- 振動法(vibration)
- 呼気圧迫法(squeezing)
- 呼気ゆすり法(shaking)
- 吸引(suctioning)

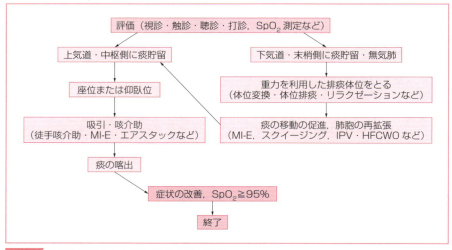

図2 排痰を目的とした呼吸理学療法の手順

　呼吸理学療法は，排痰法，リラクゼーション，呼吸訓練，運動療法など，広い内容を指します．自力では行えない深い呼吸を介助により行い，排痰を促し，吸引回数の減少や無気肺を防ぎ，肺機能を維持していくことが目的となります．排痰補助装置には，機械による咳介助(MI-E)装置，肺内パーカッション換気(IPV)装置，高頻度胸壁振動法(HFCWO)などの機器があります．いずれにおいても排痰を効果的に行うには，十分な気道の加湿によって喀痰が軟化していることが前提になります．

1. リラクゼーション・呼吸介助

　リラクゼーションは，体の緊張をできるだけ減らし，より楽に呼吸ができるようにします．呼吸介助は十分に息を吐き出すことができない状態の子どもの呼気を助けることで，深い呼吸をできるようにします．子どもの呼吸のリズムに合わせて，呼気時にできるだけ吐き出しきれるように胸郭に圧をかけ，最後に急激に手を離すと胸郭の元に戻ろうとする力で肺への空気の流入がよくなり，排痰効果もあります．

2. 体位排痰法

　臥床の多い子どもでは，背側の分泌物の貯留と肺胞の虚脱が起こります．この予防には体位交換が重要です．腹臥位や側臥位もとるようにします．体位排痰法は，姿勢の変換や呼気の補助により気管支や肺の奥にある痰を重力で移動させて外に排出します．そして，酸素の取り込みをよくします(表6，図3[5])．これは無気肺などの肺合併症の予防・治療に有効ですが，子

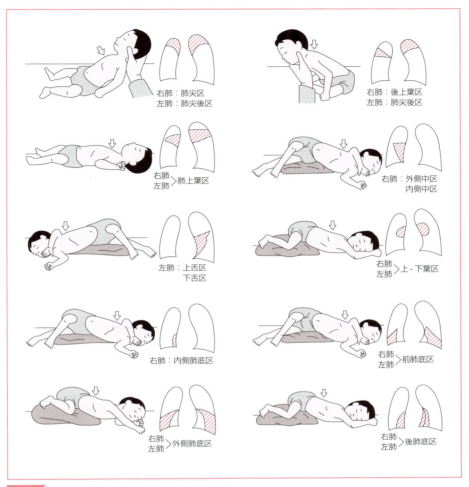

図3 体位排痰法
痰の貯留している肺区域によって，痰を出しやすい姿勢とする．肺の奥にある痰を重力で移動させるため，やさしく振動を加えると痰が出やすくなる．
〔本蔵高徳，他：肺理学療法と吸入療法．小児看護 16：1267, 1993. より引用〕

どもの場合は排痰手技自体が侵襲になることもあるので，適正な排痰体位と手技の修得が必要となります．

a. 呼気圧迫法（squeezing）

呼気時に胸郭の動きに合わせて圧迫することにより，呼気の流速を速めて排痰を促進し，反動による吸気時の拡張を促します（図4）[6]．聴診や触診により痰の溜まっているところを中心に行います．子どもは呼吸数が多いこともあり正確に行うことが難しい場合もあります．

b. 軽打法（percussion）

胸壁を用手的に軽く叩き振動させる方法です．不整脈や気管支れん縮，酸素消費量増加の原因となり負担がかかります．特に重症の患児では緊張が高まりかえって苦しくなることもあり，あまり用いられません．

D 摂食嚥下障害の評価と具体的な対応法

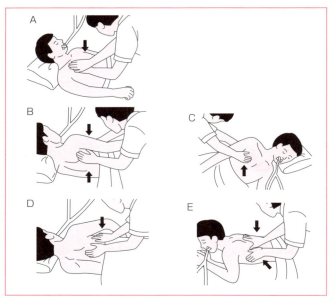

図4 呼気圧迫法（スクイージング squeezing）
A：上葉．B：中葉（後面）．C：中葉（前面）．D：下葉（側面）．E：下葉（背面）．
〔宮川哲夫：急性呼吸不全に対する呼吸理学療法．救急医学 22：1187，1998．より引用〕

文献

1) Anand N, et al.：The alphabet soup of pneumonia：CAP, HAP, HCAP, NHAP, and VAP. Semin Respir Crit Care Med 30：3-9, 2009.
2) Principi N, et al.：Ventilator-associated pneumonia (VAP) in pediatric intensive care units. Pediatr Infect Dis J 26：841-843, 2007.
3) Foglia E, et al.：Ventilator-associated pneumonia in neonatal and pediatric intensive care unit patients. Clin Microbiol Rev 20：409-425, 2007.
4) Morrow BM, et al.：Guideline for the diagnosis, prevention and treatment of paediatric ventilator-associated pneumonia. S Afr Med J 99：255-267, 2009.
5) 本蔵高徳，他：肺理学療法と吸入療法．小児看護 16：1267，1993．
6) 宮川哲夫：急性呼吸不全に対する呼吸理学療法．救急医学 22：1187，1998．

ポイント

26 口腔ケアの必要性と その方法を理解しよう

Essence

- ☑ 口腔ケアは誤嚥性肺炎を予防する.
- ☑ 子どもの成長・発達および疾患に対応した口腔ケアを行う.
- ☑ 子どもでも口腔ケアやブラッシングは大切だが, 嫌な経験になってはいけない.
- ☑ 重症心身障害児ではう歯に気づかれないことも多いので, 歯科の定期的診察で予防に努める.

快適な口腔ケアを始める

子どもは, 歯のない状況から乳歯が萌出し, そして永久歯へと形態的な成長を遂げ, 機能的には吸啜から咀嚼へと変化します. そのなかで, 口腔内の観察とその状況に応じた口腔ケアを考え, 長期的に支援していくことが重要です(表1).

歯磨きは, 口腔内の清潔やう歯予防のために大切で, 体や頭を洗うことと同じ生活習慣の1つといえます. そのため, 幼児は, 睡眠・運動・食事の規則的な生活とともに歯磨きの習慣づけが大切です.

子どもは1歳前から親の真似をしてスプーンなどを自分の口に入れたりします. そして, 歯磨きが楽しい雰囲気のなかで身につくようにします. 嫌がる状況で無理して磨くことは親子のストレスとなります. 親子で一緒に歯磨きをしているうちに, 子どもは自分で磨けるようになります.

口腔ケアを行わないことは, 口腔内細菌の繁殖, 細菌を含む唾液を誤嚥することによる肺炎につながります. また, 歯周ポケットや歯周の炎症から敗血症や感染性心内膜炎などの重篤な感染症を引き起こす可能性があります. そのため口腔ケアにより口腔内細菌を減らしておくことが重要になります.

口腔ケアは, 食事と区別されることが必要です. 歯磨きなどの口腔ケアと食事の区別が十分にできないときは, 口腔ケアと食事を混乱して食事を嫌がることにつながる可能性があります.

摂食嚥下障害における口腔ケア

摂食嚥下障害がある子どもの口腔ケアは, 大変重要になります(表2). 脳性麻痺の子どもたちでは, 筋緊張の亢進や原始反射の1つである咬反射の残存がみられます. このような反応は, 歯磨きを嫌がることや歯ブラシを噛むことにつながり, 口腔内清掃が難しくします.

口腔周囲を触られることを嫌がる子どもに対してまず行うべきことは, 信頼関係の構築と環境を整えることです. 嫌がる子どもに無理して触れることは, より状況を悪化させます. 遊び, 入浴などの日常生活を通した快適な感覚刺激から始めます.

D

摂食嚥下障害の評価と具体的な対応法

105

D　摂食嚥下障害の評価と具体的な対応法

表1　成長に応じた口腔ケア

歯の萌出前 （乳児期前半）	• 母乳やミルクの哺乳後に，水で湿らせたガーゼなどで口の周囲を拭く • 指しゃぶりや玩具をしゃぶることが歯磨きを受け入れる準備段階になる
乳歯の生えてくる頃 （乳児期後半）	• 生後7〜8か月頃になると，前歯が生えてくる． • トレーニングブラシを毛のないものから毛のあるものに切り替える
上下の前歯が生えそろう頃※1 （1歳頃）	• 1歳頃になると上下の前歯が生えてくるので，保護者が歯磨きを行う「寝かせ磨き」
奥歯が生える頃※2	• 子どもは自立心が出てくる．自立心を活かしながら保護者が仕上げ磨きをする「立たせ後ろ磨き」

※1：生えたばかりの歯は，石灰化が不十分，唾液で汚れが取れにくいなどの特徴があり，糖分の多い食物を摂る機会が増えることもあり，う歯になりやすい．
※2：汚れが唾液で取れず，う歯になりやすい．歯間に汚れが溜りやすく，子どもでは汚れを十分に落とせない．

表2　口腔ケア実施時の注意点

• 覚醒状態で行う
• 誤嚥をしないように姿勢に注意する
• 適当な大きさや硬さの歯ブラシを用いて，奥歯からゆっくり行う
• 歯ブラシをすすぎ，水を切った状況で行う
• 吸引チューブ付き歯ブラシを用いることもある

　身体の中で口唇や口腔は特に敏感な部位です．口は食物を摂取する場であると同時に，外界と体内がつながる場所でもあるので，外部からの侵入に対して身体を守るため警戒する反応が出ることは当然です．それは過敏ではなく自然な反応です．嫌な感覚が強ければ，拒否が強くなるので注意して口腔ケアを行います．

　子どもが口腔内に歯ブラシなどを入れられることを嫌がらなければ，最初は軟らかめの歯ブラシを用い，さらには普通の歯ブラシへとステップアップします．子どもが食事と歯磨きを区別できるならば，乳幼児期に歯磨きを多少嫌がっても行ってよいと考えます．それは，後にその必要性を理解し，自分で歯磨きを行うことにつながります．十分に区別できない子どもでは，食事と歯磨きさえ混乱する可能性があります．

　咬反射が強く残存しているときは，急に嚙みしめることがあります．歯や口腔内の損傷，器具の破損に注意が必要です．このような場合も，歯磨きが嫌な体験になることを避けなければなりません．無理な場合は歯科医師や歯科衛生士と相談して口腔内清掃を行うことが必要になります．

　経管栄養や胃ろうからの栄養摂取で，経口摂取していなくても歯石の沈着などがみられるので，口腔内清掃は必要です．経口摂取していないときは，唾液の分泌量の減少，口腔活動の低下がみられ，口腔の自浄力が低下します．口腔内には何百種類の細菌が何千億個以上も生息するといわれ，そのままにしておくと大量の細菌が繁殖してしまいます．

　摂食嚥下障害がみられる子どもの多くは自分でうがいができません．このため，食物残渣が口腔内に残り，う歯や歯肉炎の原因になります．ブラッシング前にガーゼや捲綿子，スポンジブラシに微温湯を含ませ，誤嚥に注意しながら清掃します．そして，適した大きさの歯ブラシを選択し，歯垢の残りやすい咬合面や歯と歯，および歯肉との境界に注意して磨きます．口腔

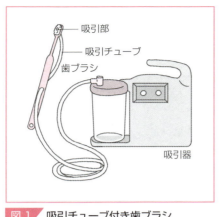

図1 吸引チューブ付き歯ブラシ

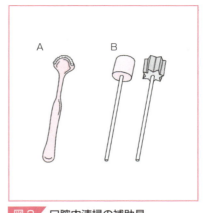

図2 口腔内清掃の補助具
A：舌ブラシ．B：スポンジブラシ．

ケア中の誤嚥を防ぐために吸引チューブ付き歯ブラシ(図1)を用いることもあります．痰や分泌物，食物残渣を除去するには，スポンジブラシで清掃をします(図2)．

歯肉マッサージ(p.170 ポイント40 図3 参照)は重症心身障害児が口腔内を触れられる感覚に慣れることで，口腔ケアにつなげる効果があります．最初は嫌がっても徐々に嫌がらなくなります．静かに口腔ケアを受け入れてくれることにより歯や口腔の健康を保てます．

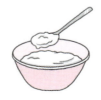

D　摂食嚥下障害の評価と具体的な対応法

Column ⑧
口腔ケアとしての歯磨きの確立

　歯磨きを習慣として身につけるには，歯磨きが楽しくて気持ちのよいという体験が必要です．親（保護者）に声をかけられて1人で歯磨きができるのは，3歳で約60％，4歳で約70％であるといわれています．

　乳臼歯が生える頃には，前歯の外側の歯磨きは，歯ブラシを歯に当て，横に短い振幅で震わせるようにして，表/裏と少しずつ移動させて行います．臼歯の溝や小窩は，歯ブラシでの歯磨きが必要になります．第二乳臼歯が生えそろったら，臼歯の間に歯垢や食物が詰まりやすくなるので，歯と歯の間に隙間のない子どもは糸楊枝（デンタルフロス）も併用します．

　幼児期後半になると，子どもの手指の運動能力も高まり，自分でもある程度まで磨けるようになります．親と一緒に自分で磨かせて，その後で仕上げ磨きを行います．親が磨くときは，この年齢では子どもを立たせたまま後ろからの"立たせ後ろ磨き"が推奨されています．

　大人が子どもの歯を磨くときに最も効果的な方法は，スクラッブ法（ゴシゴシ磨き）とされます．歯ブラシは，毛先を歯の表面に直角に当てるようにします．横方向にシャカシャカ・シュッシュといった音が出る感じで，強すぎない力を加え，磨き残しのないようにします．歯間は歯ブラシだけでは不十分なので，時々糸楊枝を使用します．

　毎食とおやつの後の歯磨きが理想ですが，忙しい生活のなかでは難しいことです．そのため，もっともう歯に関与する就寝前の歯磨きを丁寧にします．

　学童期の歯磨きは，6歳臼歯が特に重要です．6歳臼歯は，最も奥にあり磨きにくく，歯ブラシできれいにすることが難しい歯です．さらに，咬合面が複雑な形をしていることもあり，最もう歯になる率が高いです．

　歯垢と歯の色は似ており区別しにくいため，よく磨けているかの確認が難しいです．時々歯科で歯磨きの方法をチェックしてもらい，アドバイスを受けることが勧められます．

ポイント 27 食べる姿勢と介助の方法について理解しよう

Essence
- ☑ 姿勢は摂食嚥下機能に与える影響が大きい．
- ☑ 首と体幹が安定する支持を行う．
- ☑ 異常な姿勢に慣れ，その姿勢への機能的な代償もある．
- ☑ 子どもによって安定した姿勢が異なるので個々で姿勢を選択する．

食事の姿勢を探す

　姿勢は食べる機能にとってきわめて重要で，食べやすい姿勢と食べにくい姿勢があります．自由に食べる姿勢をとれる場合は，本人が調節を行い，無意識に適切な姿勢をとります．頸部が後屈や前屈をした姿勢で食べることは一般に飲み込みにくい姿勢です．私たちはそのような姿勢をとり，食物を飲み込んでみることで食べにくさを経験できます（図1）．これは咽頭・喉頭部と周囲の位置関係が異なることで呼吸と嚥下の状態が変わることによります．また臥位で食べることが難しいことは，あお向けで食べてみたら，誰でも簡単に経験できます．

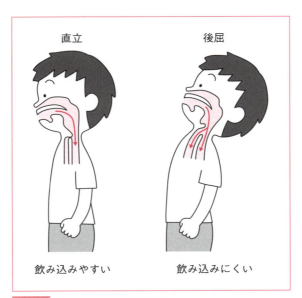

図1　姿勢による飲み込の違い
直立：食物が入る際に気道が閉じ，誤嚥が起こりにくい．
後屈：嚥下の動きが制限され，誤嚥も起こりやすい．
※前屈し過ぎても食べにくくなる．

障害がある子どもの適切な姿勢を考える

　自分で姿勢を調整できる子どもは自分で食べやすい姿勢をとりますが，自分で姿勢を保持できない場合が問題です．そのような場合に介助者は，理想と考える姿勢を子どもに押しつけるのではなく，個々に合わせて子どもが食べやすく安定する姿勢を作る必要があります．

　障害のある場合は，自分で代償的な姿勢をとることもあります．一般的によいといわれる姿勢（図2）を踏まえたうえで，その子どもにとって適切な姿勢を考える必要があります．最も重要なことは，誤嚥を起こしにくい姿勢にすることです．また，姿勢は呼吸に影響するので，呼吸障害を伴う場合には，呼吸が楽なことも重要になります．介助者が無理に姿勢をコントロールするのではなく，子どもがリラックスできる姿勢を活かしながら，調節することです．

安定した姿勢をとらせる工夫

　通常では，体幹を起こし，さらに頸部をわずかに前屈する程度が食べやすい姿勢です．頸部が後屈すると嚥下しにくくなります．体幹を支持できない場合は60°程度に体を起こし，頸部を前屈する姿勢（図2）になるように介助します．食事の姿勢のポイントを表1に示しました．身体の変形がある場合は，安定した姿勢や呼吸がとれるように，身体の変形に合わせた座位保持椅子などを活用します．介助には長時間かかることも多いので，介助者も座椅子やクッションを利用します（図3）．

　重症心身障害児では，体幹を60°程度に起こした姿勢のほうが誤嚥をしやすく，臥位に近いほうが安全な場合もあります．嚥下運動が十分に起こらない場合においては，臥位で食物が背壁に沿って食道に流れ込むように進むことで，誤嚥が起こりにくくなることもあります．

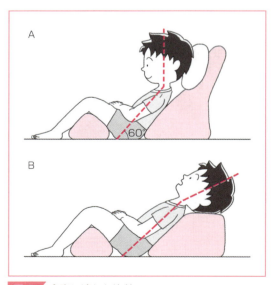

図2　食事に適した姿勢
A：よい姿勢．B：悪い姿勢．

表1 食事の姿勢のポイント

頭頸部	真っ直ぐか軽度の前屈位 脳性麻痺では緊張や反り返りをコントロール 低緊張では姿勢の支持をして，安定をはかる
肩と上肢	肩や上肢が後方にひかれると体は伸展するので，上肢を屈曲させ体の前におく
体幹の角度	体幹の支持機能に合わせて状態を起こす 支持機能が悪いときは起こしすぎないようにする
腰部と下肢	股関節や膝関節を屈曲させ，姿勢の安定と筋緊張のコントロールをする

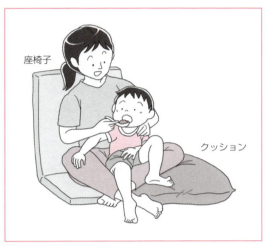

図3 抱っこによる介助（縦抱き）

D 摂食嚥下障害の評価と具体的な対応法

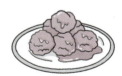

ポイント 28 色々な食形態を経験させよう

Essence

- ☑ ペースト状であれば安全で食べやすいというわけではない.
- ☑ ペースト状の物ばかりでは噛むことを学べない.
- ☑ 能力に合わせて意欲を引き出す食形態が必要である.
- ☑ 色々な食形態を経験させることによって,食べる機能は向上する.
- ☑ 食物には慣れがあり,同じ形態の物を食べ続けると新しい形態を嫌う.
- ☑ 摂食嚥下障害への対応では同じ食形態に偏りやすくなることに注意する.

離乳期の食形態

食物には大きく分けて考えると水分と固形物があります.乳児期の離乳食の食形態は,離乳食初期・中期・後期に分けられ,なめらかにつぶした状態,舌でつぶせる固さ,歯茎でつぶせる固さがそれぞれに対応します.離乳食はペースト状の物から開始し,月齢に合った物でステップアップするようになっています.それらの食形態は,その時期の代表的な食形態であるだけでありそれ以外の食形態はだめということではありません.離乳食を始める6か月頃には赤ちゃんは自分で赤ちゃんせんべいのような固形物を食べようとして,実際に食べることができます.子どもは親の準備した食物以外を食べる機会はありません.安全への配慮をしたうえで,限られた食形態や味にならないようにする必要があります(表1).

離乳期にも様々な食形態を経験させる

乳児期から自分で食べることを学ぶことが大切です.しかし,離乳開始時期の食物が,滑らかにすりつぶした物ばかりでは,子どもは自分で食べることはできずスプーンで食べさせてもらうことばかりになります.子どもが自分で持って食べるには固形物を与える必要があります.誤嚥の危険の高い物は避けるべきですが,手で持つことができ,口の中で軟らかくなる赤ちゃんせんべいのような物や,大きくて固くて食べられないものでも,それをしゃぶったりかじったりすることが大切です.大きく固いせんべいは,親がみていれば危険ではありません.離乳食をスムーズに進めるためにも,自分で食べる意欲を育てることが必要であり,そのためには食物を自分で口に持っていくことを経験することが大切です(表2).

子どもは自分で食べることや食物を選択することを学ぶ必要があります.そのために,色々な食物を経験していくことで食べることを学びます.摂食嚥下障害がある場合でも,安全で上手に食べられる物ということで,いつも滑らかで柔らかい食物を提供すると,そのような物に対する親和性を強めてしまい,それ以外の物を嫌うことも起こります.

食べる機能を発達させるためには,上手に食べることよりも自分で食べる意欲を育てること

表1 乳児期の摂食機能の発達と代表的な食形態

	哺乳期	離乳初期	離乳中期	離乳後期	離乳完了期
	唇を開いて哺乳する時期（チュチュ）	唇を閉鎖して飲み込む時期（パクパクゴックン）	舌と上顎でつぶす時期（モグモグ）	歯ぐきでつぶす時期（カミカミ）	歯で噛む時期
年齢		5～6か月	7～8か月	9～11か月	
口唇・口角	半開き 舌突出	閉鎖して飲む	左右同時に伸縮	片側に交互に伸展	
舌	前後運動	前後運動	上下運動	左右の運動	
食形態（調理形態）	乳汁 → 母乳・育児用ミルク	半流動食 すりつぶし食 / なめらかにすりつぶした状態（ヨーグルトくらい）	手で持てる固形食（赤ちゃんせんべいなど，自分で持つことのできる固形食も，離乳初期から取り入れる） 押しつぶし食 粘稠軟固形食 / 舌でつぶせる固さ（豆腐くらい）	軟固形食 きざみ食 / 歯茎でつぶせる固さ（バナナくらい）	一口切食 普通食 大人に近い物 / 歯ぐきで噛める固さ（ミートボールくらい）

表2 摂食嚥下機能を向上させる方法

- いくつかの食形態を準備して，そのときの子どもの様子で選択する
- 色々な食形態を経験させて能力を引き出す
- 食形態を落としすぎない
- 手づかみで食べられる物を準備する
- 手づかみで自分で食べようとする意欲を引き出す

が大切であり，子どもが食べることを楽しんでいるかをみることが必要です.

嚥下障害における食形態

　成人で用いられる嚥下調整食は，離乳食から応用されたような部分があります. 退行期である高齢者では安全を優先し，無理をして食形態を上げる必要はありません. 食物が本人の嗜好に合えばよいということになります. 子どもは高齢者と同じようにはいかず，機能を向上させるために色々な経験をすることが重要な意味を持ちます. 新しい食形態や味に対して子どもは拒否的で，乳児では押し出すような動作などがみられます. また，食べ方が下手で口腔での処理が不十分のまま飲み込むこともあります. 特に粒が分離してしまうような形態は口腔内の処理が難しくなります. しかし，それを摂食嚥下機能がまだその食形態に達していないためと考えてすべての食形態を下げてしまっては，進歩を阻害することになります.

　子どもの摂食嚥下機能を促すためには，安全な範囲でさまざまな物を楽しく食べることが大切です. 実際には摂食嚥下機能に合わせた食物と機能を上げるための食物の両方が必要になります. 上手に食べられる食形態だけの食事を繰り返すだけでは，食べる能力の停滞を招きます.

　適切な食形態の重要なことの1つは，一定の食形態の選択ではなく，意欲や能力を引き出すいくつかの形態を準備することが必要です. そして，食形態，味，食感の違いによる子どもの反応を引き出しながら食事を進めます. 自由に食べさせると口につめ込みすぎるようなこと

D　摂食嚥下障害の評価と具体的な対応法

がおこるかもしれません．子どもは飲み込めない物を無理して食べれば処理できないので，その食形態は無理であるということを学びます．安全への配慮を欠くことはできませんが，過剰な配慮は機能向上を妨げます．食べたいという意欲が摂食嚥下機能を最大に引き出すので，介助者が決めつけることで機能向上の足を引っ張らないようにします．

とろみをつけること

　"とろみ"をつけると誤嚥を起こしにくいといわれます．誤嚥は，嚥下時に咽頭の動きが水分や食物の侵入に対応できず，食物が喉頭や気管に侵入することです．嚥下機能と食物の侵入にずれがあると起こりやすくなります．私たちがむせる場合は，脳が予測したスピードより早く食物や水分が咽頭に入ってくると，誤嚥しそうになりむせが起こります．脳で描いた食物のイメージと実際のずれが大きいことが問題です．高齢者では，過去の経験からこの程度の食物は処理できるというイメージに対して，咽頭機能や嚥下機能がついてこなくなり，むせることが増えます．そこで，食物に"とろみ"をつけると摂取した物がゆっくりと咽頭を通過するようになるため，そのギャップを修正する時間が得られ，誤嚥することが少なくなります．しかし"とろみ"により粘性や付着性が強すぎると処理しにくくなります．

　"とろみ"がついていると，滑らかで食べやすいのですが，反対に刺激が減るという面ももちます．それは食べる側への感覚入力が減るということを意味し，食物を口腔内の触覚や固有感覚で認識しにくくなることになります．食物からの刺激が摂食嚥下機能や行動を高めるので，どのような食形態が良いのか総合的に考えていかなければなりません．食物には色々な食感・形態・味などがあることで，食事を楽しめるので，何でも"とろみ"をつけることにも注意が必要です．また，いつも"とろみ"のついている食物ばかり食べていると，"とろみ"がついていない物を嫌がることにつながります．

食形態の分類

　日本摂食嚥下リハビリテーション学会は，発達期嚥下調理食として食形態を分類(図1)[1]し，離乳食との関連も示しています．主食をペースト粥，ゼリー粥，つぶし全粥，つぶし軟飯に，副食をまとまりペースト，ムース，まとまりマッシュ，軟菜とそれぞれ4種類に分類しています．この分類は，発達期の摂食嚥下障害児の食塊形成・保持能力の不足や送り込む力の低下を意識し，ばらけすぎず拡散しない食品性状である"まとまり"と付着性を考慮しています．どの食形態が子どもに適切であるかを示しているわけではありませんが，食形態を考える目安となります．

　嚥下調整食における性状の調整は，粘性，弾性，変形能，形状，付着性，粒度感などを変えることになります．その調整には，元の食品に加えることにより，粘性の付加，固形化，デンプンの粘性・付着性を抑制する食品があります(表3)．

　このような食品の調整は，調理場所だけでなく食卓で，水分を加える，トロミ調整食品を加える，押しつぶす，刻む，料理を混ぜるなどを行うことにより，食形態を調整することがあり，手元調整(手元調理)といわれます．

　飲料やミルクは，トロミ調整食品を用いて「トロミ液」にして飲む場合や，ゲル化剤によりゼリー状にするなどして「食べる」摂取方法もあります．

　トロミ調整食品は，液体にそのまま混ぜて化学的変化によりとろみを調整できます．簡便で

【この図の使い方】　穀類では，離乳の開始の調理形態とされているつぶし粥を安全に経口摂取できない場合は，ペースト粥，ゼリー粥を試みると，安全に摂取できる場合がある．同様に穀類以外でもなめらかにすりつぶした状態の食品を安全に摂取できない場合，まとまりペースト食，ムース食を試みると，安全に摂取できる場合がある．
　離乳期各期において，それぞれの離乳食形態[注1]を安全に経口摂取できない場合は，右に記載された発達期嚥下調整食が有効な場合がある．

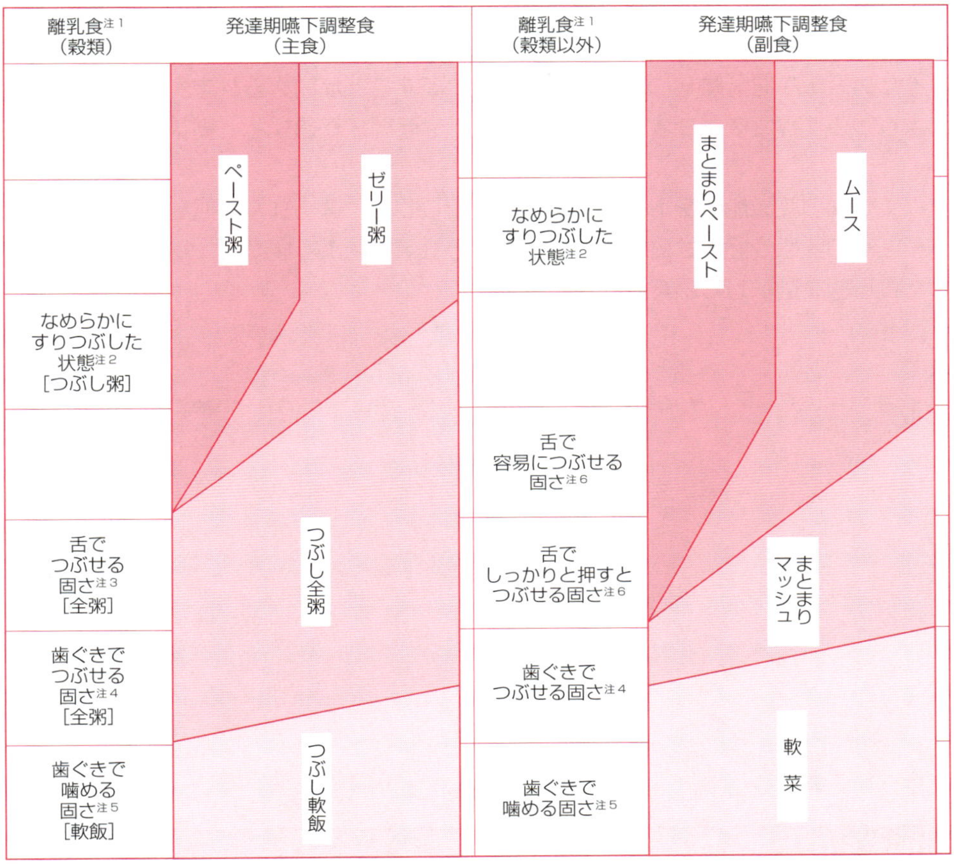

離乳食[注1]（穀類）	発達期嚥下調整食（主食）		離乳食[注1]（穀類以外）	発達期嚥下調整食（副食）	
	ペースト粥	ゼリー粥	なめらかにすりつぶした状態[注2]	まとまりペースト	ムース
なめらかにすりつぶした状態[注2]［つぶし粥］					
		つぶし全粥	舌で容易につぶせる固さ[注6]		
舌でつぶせる固さ[注3]［全粥］			舌でしっかりと押すとつぶせる固さ[注6]	まとまりマッシュ	
歯ぐきでつぶせる固さ[注4]［全粥］			歯ぐきでつぶせる固さ[注4]		
歯ぐきで噛める固さ[注5]［軟飯］		つぶし軟飯	歯ぐきで噛める固さ[注5]		軟菜

注1　授乳・離乳の支援ガイド（2007年3月14日発行）の調理形態より
注2　定型発達児では5，6か月頃　　　注3　定型発達児では7，8か月頃　　　注4　定型発達児では9〜11か月頃
注5　定型発達児では12〜18か月頃　　注6　舌でつぶせる固さ[注3]より一部改変

図1　離乳食区分と発達期嚥下調整食の関連図

〔日本摂食嚥下リハビリテーション学会医療検討委員会：発達期摂食嚥下障害児（者）のための嚥下調整食分類2018．日摂食嚥下リハ会誌22：71，2018．より引用〕

表3　食品の性状の調整

粘性を付加することができる食品	一般食材（芋類，穀類等），片栗粉，くず粉，コーンスターチ，とろみ調整食品（キサンタンガム，グアガム等），ゲル化剤（寒天，ゼラチン，ペクチン等）
固形化に利用できる食品	一般食材（すり身，レンコン，卵等），くず粉，ゲル化剤（寒天，ゼラチン，ペクチンその他増粘多糖類等（カラギーナン，ジェランガム等）
デンプンの粘性・付着性を抑制できる食品	食品酵素製剤，酵素入りゲル化剤等

D 摂食嚥下障害の評価と具体的な対応法

すが，とろみが安定するまでに時間を要するため，調整が難しい面もあります．一般に添加量が多くなると味が悪くなります．また原材料によっては付着性も高まります．

　ゲル化剤は，ゼリー状に液体を固め，表面の付着性の少ないものを作ることが可能です．使用時に加熱を要し，調理に時間がかかる場合も多くなります．ゲル化剤は，液体に加えてゼリーやゼリードリンクの作成や嚥下調整食にも用いられます．

　通常の全粥や軟飯は，粒のある不均質な形態なので口腔内で粒が分離し残留や誤嚥を生じやすくなるため，飯粒を分離しにくくするためにつぶすことが勧められます．口腔・咽頭機能の違いによりつぶす程度を選びますが，つぶしすぎや時間が経過すると糊状になることに注意します．

　いずれにせよ口腔機能や嚥下機能をいくら評価しても，適切な食形態を決めることはできません．子どもの状態や好みは日々変わるので，それぞれをよく観察し，総合的に判断しその時に適した食形態を選択していくことが必要です．

文献

1) 日本摂食嚥下リハビリテーション学会医療検討委員会：発達期摂食嚥下障害児(者)のための嚥下調整食分類2018．日摂食嚥下リハ会誌 22：71，2018．

Column ⑨ 自分で食べることを学ぶ乳児期の食形態

　赤ちゃんは，呼吸をほとんど停止することなく，母乳を飲みます．歯が生える頃になると，離乳食や固形食などの食物に合わせて，呼吸を停止し食べるようになります．また，この時期に哺乳という受け身の食事から，自分で食べることを学びます．そのために乳児期は，自分で持てる固形物を与える必要があります．成長に合わせた食物は，赤ちゃんが欲しがる物を，赤ちゃんとのコミュニケーションのなかで判断して与えるのが，親の役割となります．そこがうまくいかないと赤ちゃんは食べることを嫌がり，食べる機能の向上が損なわれます．

　口腔機能ばかりに意識がいくと，ペーストや軟らかい食事になりがちです．その結果，食べさせてあげることばかりの食事になると，子どもが自分で食べることにつながりません．乳児期の食形態を考えるときは，自分で食べることを学ぶ時期であることを認識して対応する必要があります．

ポイント 29 食具の選択と自分で食べる機能を育てることの大切さを理解しよう

Essence

☑ スプーンなどの道具で食べる前に，自分で食べる意欲を育てる.

☑ 自分で食べる機能は，食物を手で持つことから始まる.

☑ コップやスプーンで食べさせてもらうには高い技術が必要である.

自分で食べる意欲と手づかみ食べ

　動物は，生きていくために自分で食物を摂取しなければなりません. それは生命を維持するために不可欠なことです. 自分で食べるには，食べる意欲と食べる機能があることが必要です. これは摂食嚥下障害がある場合においても同様であり，自分で食べることを考慮した支援が重要です.

　4～5か月の乳児はすでに自分で食べる意欲を示し，いろいろな物を口に持っていきます. まだスプーンもフォークも使うことができませんので，手に持って口に入れようとします. 自分で食べるためには子どもが食物を手で持てなければなりません. すなわち，自分で食べることのできる物は，手で持てる固形の食物になります.

　一方，離乳食を考えてみると，ペースト状の物やきざみ食などであり，手で食べるには難しい物ばかりです. すなわち，一般に離乳食といわれる物を用意している限り，自分で食べることにはつながりません. したがって，乳児でも自分で持てる固形物を準備する必要があります. 具体的には，"赤ちゃんせんべい"のようなものになります.

　自分で食べられることの1つの目安は，指しゃぶりや玩具をなめることができることです. このようなことができれば，手づかみ食べができる可能性が，高いといえます. それは何でも安全に食べられるということではないので，保護者が安全を確保する必要があります. 手づかみ食べができない場合は，介助して食べさせることが中心にならざるをえません.

食べるための道具

　食物を食べるための道具としては，自分で食べるための道具と介助のための道具を分けて考える必要があります. これは年齢や発達によっても変わります. スプーンやコップは，1歳くらいの子どもにとって決して易しい道具ではありません. 道具を使用する前に手づかみで食べることを十分に行うことです. 手指や上肢機能，あるいは発達の遅れがある子どもにとって道具を使いこなすことは，大変難しいことなので，なおさら手づかみが大切になります.

　哺乳瓶は少し支えることにより，自分で飲むことができ，飲むという意欲を育てることにはつながります. 自分で飲むという実感を得ることがその後の自分で食べることにつながります.

　離乳食が進まず哺乳瓶の使用が長期にわたることに問題がないとはいえませんが，自分で飲

D　摂食嚥下障害の評価と具体的な対応法

むことは大切です.

　また，1歳頃まで哺乳瓶を用いて飲む場合には，そのままストローなどへの移行も考えられます. スパウト付きパウチパックやストロー付きのマグマグ®，紙パックのストローなどもよい練習道具になります. しかし一定の方法はありません. 何より自分で飲もうとする気持ちが育っていることです.

　道具の選択においては，状況に応じた選択が必要です. そして上手に使うことより，子どもが道具を使う意欲を引き出すように進めます. 道具の選択や介助法などを重視して，理想を追い求める必要はなく，子どもの手指機能と意欲に合わせた道具や介助を考えることが大切です.

1. スプーンとフォークの活用

　手を口に持っていくことができれば，固形食物を口に運ぶことが可能です. 次の段階として，手でフォークに刺した食物を口に持っていくことができれば，それを食べることができます.

　自分で食べる道具としては，スプーンですくい口に運ぶことより，フォークに刺した物を口に運ぶほうが容易です. フォークで刺して口に入れた食物を食べるためには，固形物を口腔内で処理できることが必要です. 口の中でつぶれやすい物を選択します. 口の中でつぶれない物は誤嚥する可能性があるので，子どもの処理能力に合わせた食物の選択が必要です.

2. スプーンは食べさせてあげるための道具

　スプーンを使い上手にすくって食べることは難しい技術です. 乳児期はもちろん，幼児期でもすくった食物をこぼさずに口に持っていくまでには練習が必要です. 通常の発達においては12か月過ぎから上手に使えるようになります.

　しかしながらそれまでの乳児期のスプーンは，食べさせてあげるための道具になります. そしてスプーンを上手に使う技術の修得には，手づかみ食べを行うことが，手指機能と口との協調運動につながります.

　自分の手で食べることが長期にわたり困難と考えるときは，スプーンで介助して食べさせます. その場合においても，スプーンで食べさせると同時に，自分で食べることを意識させることが大切です.

　スプーンで介助する場合は，スプーンの形状が平坦で口に合った大きさが適当です(図1). また，介助するときのスプーンの使い方としては，奥に入れすぎず，水平方向に入れて引き抜きます(図2). これは介助してスプーンで食べさせるときの基本になります.

　介助してゆっくりと丁寧に食べさせることは良いことですが，1口量が少ないと食事に時間がかかり，途中で満腹感が出たり，子どもが疲れてしまうことや飽きることもあります. このような点も含めて総合的な視点が必要です.

　自分で食べられる場合は，スプーンを口に入れ過ぎることや口を大きく開けすぎることなどを気にしないで，楽しく自由に食べることから始めます. そこから徐々に上手な食べ方に修正します.

3. 使いやすいスプーン

　自分でスプーンを使えるようになったときは，水分もすくえるようにスプーンに深さが必要になります. 介助して食べさせやすいスプーンと，子どもが自分で食べるときに使いやすいスプーンは異なります. スプーンの材質や大きさ，持ち手の形状などは，子どもの手指，上肢機能を考えて用意することが必要です.

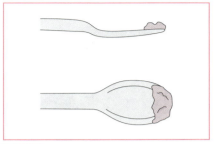

図1　スプーンの形状と食物ののせ方

引き抜きやすいようにホール部が浅く大きすぎない．スプーンの先端側に少量の食物をのせる．スプーンを口腔内の奥に入れず下口唇にのせるように入れ，なるべく上口唇で取れるようにする．（1口量が少なくなり，食事時間が長くなりすぎることもある）

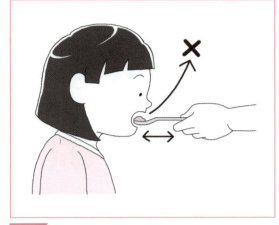

図2　スプーンの介助法

介助者は水平方向に無理なく引き抜く．上顎にこすりつけるようにはしない．

	スプーンの把握	動きの特徴	すくい方
1	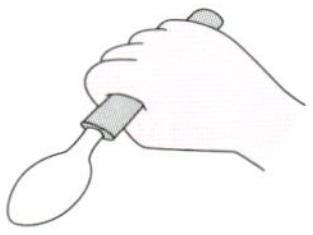 手掌回内握り	手とスプーンは一体となって動く 肩・肘の動きですくう	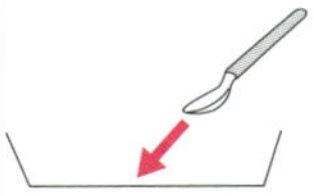
2	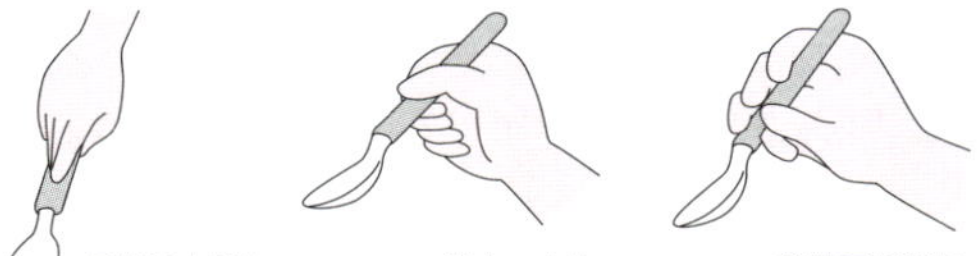 手指回内握り　側方つまみ　静的三指握り	指先で把握するが，基本的に手とスプーンは一体 前腕の回内・回外・手を返す動きが加わる 手首はほとんど動かない	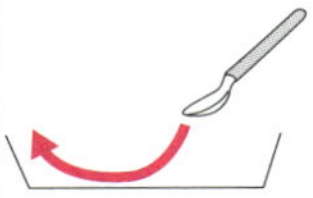
3	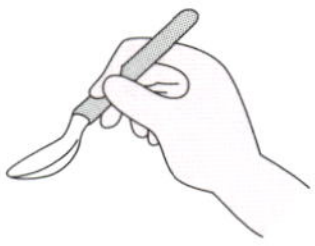 動的三指握り	手首や指先の動きで，手とスプーンの位置関係を微妙に調節できる	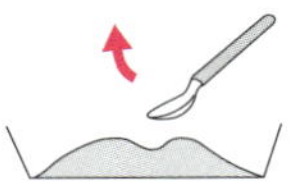

図3　スプーンの把握と操作の発達

実際にはスプーンを使う前に手づかみで食べる．

〔植村愛子：食事における上肢の重要性—「自分で食べる」ことを支援する．田角　勝，他（編）：小児の摂食・嚥下リハビリテーション．医歯薬出版，139，2014．より引用・一部改変〕

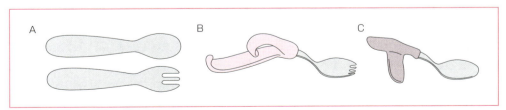

図4　機能に合わせたスプーン・フォーク

A：シリコン製のスプーン・フォーク．B：使いやすいように持ち手を変形させたスプーン．C：子どもの手指の握りと手首の動きに合わせて持ち手を作製されたスプーン．

D 摂食嚥下障害の評価と具体的な対応法

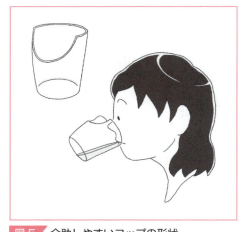

図5 介助しやすいコップの形状
自分で口を閉鎖することが大切である．このような形状のコップは介助する時に口元がみやすい．

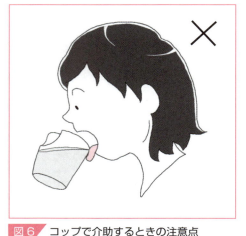

図6 コップで介助するときの注意点
①コップが下口唇にのっていない，②コップが舌の上にのる，③水面に上唇が触れていない．

　子どもは上肢と手指の発達によって，より機能的にスプーンを用いることができるようになります（図3）[1]．脳性麻痺などにおいては，持ち手を使いやすい形状にすることにより，自分で食べることを可能にするような工夫をします（図4）．

　自分でスプーンを使えるようになったときに奥まで入れすぎるような問題のある場合は，本人の経験を尊重した指導により改善をはかります．いずれにせよ，そのような指導を行うために，食事の時間に楽しさがなくなるようなことがあってはいけません．

4．コップとストローの使用

　乳児ではコップからの水分摂取には介助が必要になります．しかし，介助されてコップで飲ませてもらうことは簡単ではありません．自分でコップを持って飲む時と介助者に飲ませてもらう時の難しさの相違は容易に想像されると思います．乳児期に難しいコップからの摂取にチャレンジすることで，介助による子どもの動きの制限が多くなり，食事の楽しさを奪うことになってはなりません．コップでの上手な飲み方にこだわらず，自由に試みさせるようにします．

　コップで上手に飲むためには，安定した姿勢をとり，下口唇でコップを感じ，上口唇で水面を感じて，自分でコップの傾きをコントロールすることが必要になります（図5，6）．摂食嚥下障害がある場合は，これらのことが大変難しくなります．そのための介助として，水面を感じてもらうために上口唇の介助をすることがあります．

　しかしながら口唇を介助されることは不快であり，口唇の動きを阻害します．上口唇でコップの水面を感じることは重要ですが，介助ではなく自分で口を閉鎖することが必要です．

　食事以外のときに玩具や指をなめるときがその練習になります．自分で玩具や指や固形物をしっかりなめることができるときには，自分で口を閉鎖する機能を持っているということです．それを食事のときに引き出すことが大切です．

　コップで飲むことが難しいときには，コップから飲む練習の前に種々の水分摂取に役立つ道具（図7）を使用することがあります．普通のコップでは介助者が油断すると，子どもはコップを投げ，周囲を水浸しにします．それを気にしていては，楽しい食事の時間が得られません．その点，哺乳瓶や口の細い容器，ストロー付きペットボトルなどは，投げられても周囲が汚

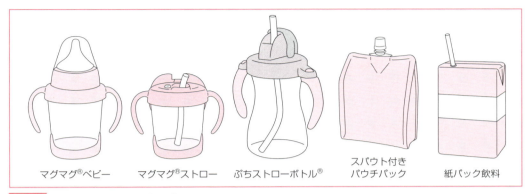

図7 水分摂取の練習に役立つ道具

マグマグ®ベビー　マグマグ®ストロー　ぷちストローボトル®　スパウト付きパウチパック　紙パック飲料

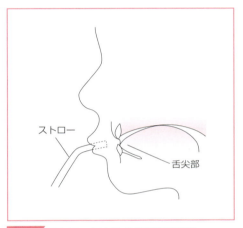

図8 ストローによる水分摂取の練習
ストローの先端は舌尖部よりも奥に入らないのが，上手な飲み方になる．しかし，少し奥まで入ったとしても安全であれば問題なく，ストローを使って自分で飲めることを優先する．

れる影響が少なくて済みます．また，ストローなどの細口の容器で飲むには必ず上口唇を使います．ストローを少し奥に入れて飲む子どももおりますが，気にすることはありません．

スポイトやスパウト付きパウチパック，紙パック飲料では自分で吸うことができなくても，タイミングよく容器から飲料を押し出してあげることにより飲むことができます．

摂食嚥下障害がある子どもがストローを使えるようになることは，大きなステップです．多いわけではありませんが，哺乳瓶を嫌がり7～8か月でストローを使える子どももいます．ストローが使えるようになると，水分摂取が安定します．

ストローは口唇でくわえて歯列の奥まで入れないことが安全で上手な飲み方といえますが（図8），口の奥までストローをくわえて飲む形でも，安全に飲めていれば問題ありません．特に哺乳様の動きが残る場合はストローなどを奥に入れますが，使えることが重要です．どのような飲み方でもよいので自分で飲めることを優先し，その後に上手に飲むことに進めます．

D 摂食嚥下障害の評価と具体的な対応法

文献

1) 植村愛子：食事における上肢の重要性―「自分で食べる」ことを支援する．田角　勝，他(編)：小児の摂食・嚥下リハビリテーション．医歯薬出版，139, 2014.

Column ⑩
歯ブラシの選び方と歯磨きペーストの使い方

　子どもの歯ブラシは，口の中で操作が容易な小型で，毛は中等度の硬さで腰の強い物を選択します．また，幼児期は，親が歯磨きを手伝うことが多いので，親が使いやすい歯ブラシを選びます．一般に歯ブラシは柄がストレートで，板状の握りやすい物が，使いやすいです．歯ブラシは毛が反ってきたら交換します．幼児期に歯ブラシを噛む子どもがいますが，この癖は長くは続きません．
　歯磨きペーストはフッ化物が配合されている物が多く，う歯予防に効果があると考えられています．種々の研磨剤や発泡剤，清涼剤などが含まれており，歯磨き時に飲み込んでしまうことは好ましくありません．うがいのできない幼児期前半までは，歯磨きペーストを使わないで磨きます．うがいが上手にできるようになったら，少量の歯磨きペーストをつけて，しっかり磨くようにします．

ポイント

30 全身状態の問題や呼吸障害がある場合の対応を理解しよう

Essence

- ☑ 全身状態に問題があるときは，まずその対応を行う必要がある．
- ☑ 呼吸と嚥下の関係は密接であり，呼吸が不安定なまま上手に食べることは困難である．
- ☑ 呼吸障害の原因を理解し，摂食嚥下障害への支援に活かす．
- ☑ 急性疾患の場合は，その回復を待つ．

摂食嚥下機能に関わる呼吸障害

摂食嚥下障害の対応においては，必ず全身状態の評価を行う必要があります（p.78 ポイント 21 参照）．摂食嚥下機能に最も関係の深いことは呼吸ですが，それに加えて循環や消化管，感染症の有無なども重要です．体調が悪いときは，せっかくの食事もおいしいという感覚が得られません．

全身状態の悪いときに無理に食べることは不快感や誤嚥につながることもあり，そのようなときに積極的に進めるべきではありません．また，健康を維持するためには，呼吸，栄養，摂食嚥下機能がよいことが必要になります．

小児の摂食嚥下障害と呼吸障害

呼吸障害の原因はさまざまで，嚥下障害の原因と重なります（表 1）．呼吸障害の原因を評価し，その対応をしたうえで摂食嚥下障害への支援を行います．重症心身障害児においては，複数の要因が組み合わさり呼吸障害が起こります（p.140 ポイント 33 表 3 参照）．呼吸障害の症状は，喘鳴，無呼吸，陥没呼吸，鼻翼呼吸，奇異呼吸，SpO_2（動脈血酸素飽和度）低下などがみられます（p.126 Column ⑪ 参照）．呼吸状態の悪化は低酸素状態につながり，全身状態にも影響します．夜間のみ低換気状態になることもあり，このような場合は夜間の酸素投与により全身状態が改善することもあります．

表 1 　呼吸障害を伴う摂食嚥下障害
1．早産児：慢性肺疾患を伴う場合
2．解剖学的問題：口蓋裂，口腔内腫瘍，先天性後鼻腔閉鎖・狭窄，小顎症（Robin シークエンス，Treacher-Collins 症候群など）
3．咽頭・喉頭障害：喉頭麻痺，喉頭軟化症，喉頭蓋炎
4．大脳・小脳障害：脳性麻痺
5．脳幹障害：Arnold-Chiari 奇形，脳神経核欠損（Möbius 症候群など）
6．脊髄・末梢神経障害：Werdnig-Hoffmann 病，腫瘍，外傷，Guillain-Barré 症候群，破傷風
7．筋疾患・障害：進行性筋ジストロフィー症，フロッピーインファント（筋強直性ジストロフィー症，先天性ミオパチー），ミトコンドリア脳筋症，重症筋無力症，薬剤・中毒症（ボツリヌス毒素）

E　基礎疾患・合併症とリスク管理

　上・下気道の狭窄は閉塞性換気障害となります．口蓋扁桃やアデノイドの肥大は上気道の狭窄になります．下顎後退，舌根沈下による呼吸障害が，覚醒時より睡眠時に呼吸が悪化することが多くみられます．咽頭エアウェイの挿入により効果がみられることもありますが，エアウェイの挿入により緊張が増すこともあります．下咽頭（披裂部，喉頭）や下気道（気管，気管支，肺胞）の問題では，咽頭エアウェイでは効果が得られません．

　重症心身障害児では，摂食嚥下機能に呼吸障害や消化管機能，筋緊張亢進も密接に関係します．上気道の狭窄や胸郭・脊椎の変形，胸郭運動抑制による閉塞性や拘束性の呼吸障害が起こると胸腔内圧の低下や腹圧の上昇をきたし，胃食道逆流現象が起こりやすい状態にもなります．胃食道逆流現象により誤嚥が起こると，誤嚥性肺炎から低酸素血症になり，全身状態の悪化やさらなる胃食道逆流現象の悪化にもつながるというような悪循環に陥ることもあります（p.139 ポイント33 図1 参照）．

　基礎疾患の病態の治療として用いられる抗てんかん薬，筋弛緩薬，睡眠薬などが筋緊張の低下，気道分泌物の増加を起こし，呼吸や摂食嚥下機能に影響することがあります．

呼吸障害への対応

　呼吸と嚥下の中枢はいずれも脳幹部にあり，これを大脳皮質や基底核でコントロールしています．解剖学的に，呼吸と嚥下は咽頭部という同じ経路が使われるので，その調節機構が重要です．

　小児の呼吸には，表2 に示すような特徴があります．中等度以上の摂食嚥下障害がある子どもは呼吸と全く関係ないことは少なく，さまざまな疾患で呼吸障害を伴います（表1）．

　摂食嚥下障害がある子どもの対応においても，呼吸障害の原因と病態を評価し，それに基づいて対応します（図1）．

　重症心身障害児にみられる閉塞性換気障害，拘束性換気障害のいずれにおいても，頸部後屈や過伸展があると咽頭・喉頭狭窄がみられます．このため，下顎や頸部の姿勢管理が重要であり，側臥位，腹臥位や前傾座位などのポジショニングにより気道確保を行います．そして姿勢の調節により緊張の緩和をはかります．筋緊張の亢進に対しては，必要に応じて薬物療法を行うこともあります．同時に呼吸理学療法として換気の介助や胸郭・関節可動域の改善をはかります．

　このようにしても，上気道の閉塞で十分な換気が得られない場合は，咽頭エアウェイや頸部を保持するためのカラー装着なども考慮されます．

　さらに，拘束性換気障害では，非侵襲的陽圧換気（non-invasive positive pressure ventilation：NPPV），持続陽圧呼吸（continuous positive airway pressure：CPAP），間欠的陽圧換気（intermittent positive pressure ventilation：IPPV），マスクによる陽圧呼吸補

表2　小児の呼吸の特徴
・鼻呼吸である（特に新生児）ため，鼻閉で呼吸障害を起こしやすい
・咽頭・喉頭は生理的に発達が遅い
・胸郭は肋骨が柔らかく，その走行が成人に比べて水平である．胸骨も高い位置にあり，肋間筋や斜角筋などの呼吸筋が弱い
・胸式呼吸ができず横隔膜優位の腹式呼吸である
・下気道が脆弱なため，分泌物の増加により容易に無気肺や肺気腫になる
・肺胞のガス交換面積が小さく予備能力が少ない

124

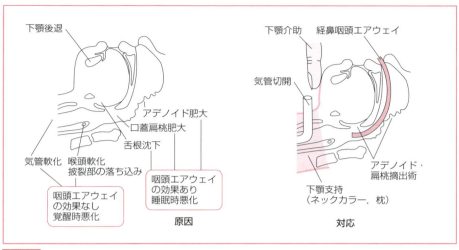

図1 重症心身障害児の呼吸障害の原因と対応
重症心身障害児では，側弯や漏斗胸などにより胸部の変形がみられる．

表3 気管切開時の摂食の注意点

- 認知力により対応が異なる
- 咽頭，喉頭の感覚が鈍くなるため，誤嚥をしやすくなる
- 咳は気管孔から呼気として出るため，咳による誤嚥防止機構が十分に働かない
- カフ付きカニューレで誤嚥が完全に防げるわけではない
- カフ付き気管カニューレのカフによって，後部にある食道が圧迫され通過障害が起こることがある

助換気などが考えられます．

　呼吸状態を改善するために気管切開や喉頭気管分離のような手術を必要とする場合があります．これらの治療の選択は難しいことですが，子どもの生活の質を考えて治療計画を立てます．経口摂取が難しいにもかかわらず，無理な経口摂取を進めることは誤嚥性肺炎につながり，子どもの生活の質を低下させます．このようなことがないように，摂食嚥下機能の重症度を評価することが大切です．

　気管切開をしている子どもへの対応は，表3のような気管切開時の摂食嚥下機能への影響を理解したうえでの対応が必要です．気管切開をしたからといって食べられないわけではありません．他の合併症がなければ問題なく食べることのできる子どもが大部分です．

E　基礎疾患・合併症とリスク管理

Column ⑪
異常呼吸の種類

　健常者における安静時呼吸は，横隔膜や外肋間筋などの呼吸筋の収縮と弛緩によって行われます．

①努力呼吸

　努力呼吸は，安静時呼吸に使用されない横隔膜，肋間筋以外の筋を活用して行う呼吸です．吸気時に胸鎖乳突筋などの補助呼吸筋を用い，呼気時には内肋間筋や腹筋を使います．重度の低酸素血症や上気道・下気道の閉塞，喘息などによって，頑張って呼吸しなくてはならないことが努力呼吸の原因になります．また，本来の呼吸筋が使いにくいことが原因になることもあります．

②肩呼吸

　肩呼吸は，肩を上下に動かして呼吸をする状況です．呼吸困難が強度になると，あらゆる呼吸筋を使って呼吸しようとし，肩の上下運動を伴った呼吸をします．

③陥没呼吸

　陥没呼吸は，上気道閉塞や喘息などによる急性呼吸不全時に強い努力呼吸のために起こります．下気道に強い陰圧が生じて，肋間や胸骨切痕上などの部位が陥凹することです．新生児・小児では，胸骨周囲が柔らかく陥没しやすいので，しばしばみられる徴候です．

④シーソー呼吸

　シーソー呼吸は，胸部と腹部の動きが逆になる状態です．吸うときに腹部が上がるものと吸うときに胸部が上がるものがあります．上気道の閉塞で起こりますが，閉塞していなくても，胸郭が柔らかい子どもにも起こります．普段の呼吸がシーソー呼吸気味な場合もあります．気道を確保すると改善することが多いです．

⑤鼻翼呼吸

　鼻翼呼吸は，鼻翼を開く呼吸で，少しでも空気を多く取り入れようとするために行われます．

⑥下顎呼吸

　下顎呼吸は，下顎を動かして空気を取り込もうとする呼吸です．

⑦奇異呼吸

　奇異呼吸は，左右が非対称的な動き，胸部と腹部が同調していない動き，胸郭の一部が他と逆の動きをする呼吸運動をいいます．原因としては，一側の無気肺・気胸，気道内異物，頸髄損傷，胸郭動揺などがあげられます．

ポイント 31 フロッピー（筋緊張低下）インファントへの対応法を理解しよう

Essence

- ☑ フロッピーインファントは筋緊張の低下を認める乳児である．
- ☑ さまざまな疾患による筋緊張・筋力低下によって摂食嚥下障害が起こる．
- ☑ 各々の疾患や合併症と摂食嚥下機能には密接な関係があり，その経過を考えた対応が必要である．

フロッピーインファントの原因

フロッピーインファントは全身の筋緊張低下を認める乳児の総称であり，関節の過伸展，軟らかい筋，他動的運動に対する抵抗の減弱がみられます（図1）．フロッピーインファントの原因には，染色体異常，神経・筋疾患，代謝異常症などがあります．乳児期から摂食嚥下障害（哺乳障害）を起こす代表的疾患には，先天性筋強直性ジストロフィー症，先天性ミオパチー，Prader-Willi 症候群，Werdnig-Hoffmann 病，Pompe 病などがあります（表1）．フロッピーインファントでは，低緊張により顎の運動や嚥下運動が緩慢になります．また，体幹や頸部の保持が悪いことも多く，姿勢も摂食嚥下機能に影響します．摂食嚥下障害の予後は，基礎疾患の病態と予後に密接な関連があります．そのことを十分に理解したうえで，食形態，姿勢，介助法を考える必要があります．

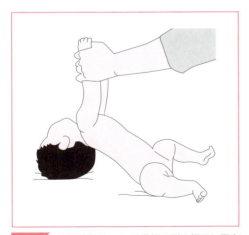

図1 筋緊張低下している乳児の引き起こし反応
手首を持って引き起こしても首はついてこず，頭は後ろに倒れ，下肢を上げない．

表1 フロッピーインファントの原因

筋の構造異常	：先天性ミオパチー 先天性筋強直性ジストロフィー症 先天性筋ジストロフィー症
脊髄全角細胞障害	：Werdnig-Hoffmann 病
神経筋接合部	：ボツリヌス毒素，重症筋無力症
代謝性疾患	：Pompe 病
脳の障害	：脳性麻痺
染色体異常，先天異常	：Down 症候群 Prader-Willi 症候群
甲状腺機能低下症	

E　基礎疾患・合併症とリスク管理

フロッピーインファントの摂食嚥下機能

　フロッピーインファントの摂食嚥下機能の評価では，同時に全身状態の判断が重要です．年齢とともに筋緊張の改善する疾患では，その改善とともに摂食嚥下障害も改善しますが，Werdnig-Hoffmann 病のような進行性の疾患では悪化します．Werdnig-Hoffmann 病やPompe 病などでは治療薬が開発され，予後や対応法も変化すると考えられます．

　哺乳や摂食時は，体幹や頸部の保持が悪いことが多いので姿勢に注意を払い，咀嚼力の弱い場合は 1 口の量や材質，硬さを調節します．咀嚼力をつけることばかり考えて能力以上の物を食べさせると窒息や誤嚥につながり，反対に軟らかい物ばかりでは摂食嚥下機能が向上しません．それぞれの摂食嚥下機能と予後に応じた対応が必要です．

主な疾患ごとの対応

1. Prader-Willi 症候群

　Prader-Willi 症候群の多くは 15 番染色体の長腕の部分欠失が原因になります．遺伝学的診断法(FISH 法，DNA メチル化テスト)で，新生児期から診断できるようになりました．精神遅滞，低身長，アーモンド型の眼，小さい手足，外性器低形成などの身体的特徴があります．新生児期には低緊張のために起こる摂食嚥下障害のため経管栄養が必要であっても，筋緊張の改善に伴い 1 歳頃には経口摂取可能となることが推測されます．低緊張の改善とともに哺乳量が増え，乳児期早期には哺乳できなくても，経口摂取可能になるので，保護者に安心感を与えることが大切です．乳児期後半には，急速に摂食嚥下能力も改善するので，子どもの要求に合わせて進めます．その後は食欲増進を認め肥満傾向が出現することも多いため，体重増加に注意して経過をみることが必要になります．また，う歯や歯列異常の発生頻度も高いので，歯科的にも経過を追う必要があります．

2. Werdnig-Hoffmann 病

　Werdnig-Hoffmann 病は，常染色体劣性遺伝で進行性の脊髄前角細胞障害が原因となります．本症のなかでも重症度は異なりますが，新生児発症型では哺乳障害が起こります．誤嚥性肺炎は致命的な合併症にもなりうるので，食事には十分な注意が必要です．子どもの能力に合わせ，無理のない対応を行います．

3. 先天性筋ジストロフィー症

　先天性筋ジストロフィー症は，常染色体劣性遺伝の進行性疾患であり，原因として *fukutin* 遺伝子が同定され，その機能がα-dystroglycan への糖鎖付加であることがわかりました．乳幼児期では発達が疾患の進行よりまさるため，食べる機能は向上します．学童期以降に摂食嚥下機能が問題になることが多くなります．

4. 筋強直性ジストロフィー症

　筋強直性ジストロフィー症は，常染色体優性遺伝の疾患であり，遺伝子解析で CTG 塩基の反復がみられます．この反復が多いと重症になります．親から子どもへと世代が進むにつれ CTG 塩基の反復が多くなり重症になります．重症新生児型は新生児期から哺乳障害を認めます．顔面・舌・咽頭の筋力が低下することにより，嚥下困難や発音の不明瞭が生じます．重症度に合わせた対応が必要ですが，発達による運動機能の向上とともに摂食嚥下機能は改善します．

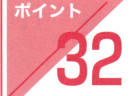

32 摂食嚥下障害をきたす染色体異常や先天異常を知ろう

Essence

- ☑ さまざまな摂食嚥下障害（認知・食塊形成・咀嚼・嚥下障害など）を認める．
- ☑ 胃食道逆流症や全身合併症（呼吸・循環・消化器など）を伴うことがある．
- ☑ 小顎や下顎の後退を伴うと呼吸障害や摂食嚥下障害につながる．
- ☑ 摂食拒否がみられることがあり，対応は食事場面のみでなく生活全般の配慮が必要である．

ここでは，摂食嚥下障害を伴う代表的な染色体異常や先天異常について考えます．

Down 症候群

Down 症候群は，21 番の常染色体の過剰に起因する疾患で，染色体の核型により，①標準型（21 トリソミー），②転座型，③モザイク型に大別され，21 トリソミーが 95％を占めます．症状には個人差がありますが，モザイク型では症状が目立たない場合もあります．代表的な症状は，特徴的な顔貌，扁平な顔面，内眼角贅皮，舌の突出，筋緊張の低下，項部の皮膚のたるみ，第 5 指内弯，単一屈曲線などがみられます．約 40％に心奇形が合併し，知的障害がみられます．他に十二指腸閉鎖，一過性骨髄増殖症，斜視，近視，遠視，滲出性中耳炎，環軸椎亜脱臼などを合併することがあります．

Down 症候群における摂食嚥下障害は，筋緊張低下と巨舌などの口腔・舌・咽頭の形態的特徴と摂食嚥下機能の発達の遅れにより起こると考えられます．舌の突出が時々みられ，摂食時にその程度が強くなることがあります．また，鼻呼吸ができていないことが，食べ方の問題につながることもあります．

Down 症候群の摂食嚥下機能で最も重要なことは，口唇・舌・咽頭の協調運動の巧緻性にあります．その協調運動をいかに向上させるかを考えて対応します．舌が少し大きくても，摂食嚥下機能にはそれほど影響しません．食形態は摂食嚥下機能に合わせますが，食形態を落としすぎないことも重要です．ペースト状の食形態は，咀嚼せずに，丸飲み込みできるためにかえって哺乳様の動作や舌の突出を残すこともあります．乳児期からさまざまな食形態や食感の食物を味わうことが大切であり，色々な形態の物を準備し，子どもとコミュニケーションをとりながらその選択を行います．

スプーンやコップを上手に使用することは，遅くなることが多いです．その前に手づかみで食べて手と口の協調運動機能を向上させることです．それがフォークやスプーンを使うことにつながります．子どもが自分で食べる意欲を引き出し，そのうえで食べ方や食形態を考えることが重要です．摂食嚥下機能を介助者がコントロールするのではなく，自ら持つ能力を引き出すことです．口に食物を詰め込み過ぎるような場合には，その子どもの行動を理解し，詰め込

E　基礎疾患・合併症とリスク管理

みにくい状況をつくるようにします．子どもの行動を観察し，食事が楽しい時間となるように対応し，成長・発達の一部として摂食嚥下機能を向上させます．

唇裂・口蓋裂

　唇裂・口蓋裂は 500 ～ 600 人に 1 人発生し，その大部分が胎生 4 ～ 12 週での発生異常によります．裂が上口唇に限局するものを唇裂，歯槽まで達しているものを唇顎裂といいます．裂が鼻孔に及んでいるものを完全唇裂，及んでいないものを不完全唇裂といいます．片側：両側の比は，3：1 です．口蓋裂は，裂が軟口蓋に限局するものを軟口蓋裂，粘膜に裂はないが粘膜下の筋層や骨に披裂のある場合を粘膜下口蓋裂といいます．

　診断は，出生前の超音波検査でつくこともあります．出生後の新生児期において大切なことは，家族への支援，合併症の把握，哺乳の確立です．唇裂・口蓋裂の 30 ％は症候性で，なんらかの症候群の部分症状としてみられ，残りの 70 ％は非症候性です．Robin シークエンスの基礎疾患の 1 つである Stickler 症候群でもみられます．

　単独の唇裂，唇顎裂の場合は，哺乳障害が問題になることは多くありません．母からの直接哺乳においては，乳首が柔らかいと裂部に密着し，口腔内の陰圧を作りやすくなるので哺乳をしやすくなります．乳房が張って硬いときは，少し搾乳してから含ませます．

　口蓋裂合併児は，体重増加を確認し，発育状況に注意します．また，直接哺乳が困難な状況において搾乳で乳汁分泌を維持するための指導が必要となります．

　口蓋裂を合併するときは，口腔内の陰圧の形成が悪く吸啜の効率が悪いため，口蓋裂用の乳首を用いることが多くなります（表 1）．

　口唇裂用乳首は裂部を覆うことにより口腔内の陰圧を保ち，自然な吸啜を促します．このような乳首は，噛む動作により乳汁を流出させる仕組みになっており，逆流防止弁は乳汁流出の効率を上げます．むせやすく流出の減量が必要な場合には，スペシャルニーズフィダー®が適しています．

　唇顎裂を伴う口蓋裂の合併で口蓋床がない場合は，乳首の保持が不安定で，裂部と鼻腔粘膜で乳首を支えることがあります．裂があると空気を飲み込む傾向があります．そのため，体を起こして授乳し，途中で排気（げっぷ）を行います．

　授乳時間は 1 回 30 分以下とします．1 回哺乳量が少ないときは，授乳回数を増やすこともあります．体重増加や哺乳状況の経過をみて哺乳量が減少するときは，合併症や鼻中隔粘膜の潰瘍形成，乳首の劣化などを確認します．

　呼吸障害などの合併症の問題が大きいと，経口哺乳が困難な場合があります．無理をしないで経管栄養を併用し，経口哺乳が可能になる時期を待ちます．そのようなときにも，飲む意欲や食べる意欲を失わせないようにします．飲むことや食べることを強い苦しい思いをさせることは，飲むことや食べることを拒否することにつながります．

　唇裂・口蓋裂合併児では，顎裂による周辺の変形を伴います．Hotz 型口蓋床は，哺乳床として歯裂間隙を狭くし哺乳を改善します．生後 1 週間前後に口蓋床を作成して装着します．

　全身状態の安定，合併症の検索を行い，生後 3 ～ 5 か月頃で，体重 6 kg を目安に口唇形成術が行われます．口蓋形成術は，良好な摂食嚥下機能，正常咬合，正常言語の獲得のために行います．正常言語機能の獲得のためには早期の手術が有利ですが，手術侵襲は上顎の発育を抑制するため，1 ～ 2 歳で行うのが一般的です．

商品名	スペシャルニーズ フィダー®	口唇口蓋裂用乳期 乳首	メディカル乳首
乳孔	スリット	スリーカット	スーパークロスカット
乳頭部の大きさ	14 mm	16mm（レギュラー） 13mm（スモール）	13 mm
素材	シリコーンゴム	シリコーンゴム	シリコーンゴム
逆流防止機構の 有無	あり	あり	なし
専用哺乳瓶	なし	あり	なし
販売元	メデラ	ピジョン	ジェクス
写真			

表1 唇裂・口蓋裂合併児に使用される代表的な特別仕様の乳首

　口蓋裂を合併していても，多くの場合は通常通りに離乳食を進められます．哺乳障害のため経管栄養を併用していても，全身状態が安定していれば生後6か月頃を目安として離乳食を始めます．離乳食をスムーズに進めるために，自分で食べるという意欲を育てることの重要性は，口蓋裂の子どもも同じです．

Robin シークエンス

　Robin シークエンス（sequence）は，小顎，幅広い口蓋裂，上気道閉塞が古典的3主徴です．それに伴い下顎の後退，舌根沈下が起こり，呼吸障害や摂食嚥下障害が起こります（図1）．なお口蓋裂がない場合や，上気道狭窄がなくても Robin シークエンスとみなす考え方もあります．

　胎生早期（胎生9〜11週）の下顎の低形成が原因となり，舌が後方に沈下して左右の外側口蓋突起の間に入り込み，口蓋の癒合を阻害します．そのため円形の口蓋裂を生じ，小顎，上気道閉塞という一連の形態異常が形成されます．口蓋裂は70〜90％に起こります．発生頻度は2,000〜30,000人に1人といわれます．

　Robin シークエンスの40％が単独で存在し，35％は非特異的な合併症や奇形（心房・心室中隔欠損症，肺高血圧症，動脈管開存症，言語障害，運動機能障害，近視，緑内障など）があり，25％は特異的な症候群に伴うと報告されています[1]．Robin シークエンスを伴う症候群が数多く報告されており，Stickler 症候群（口蓋裂，網膜剥離を伴う高度近視，難聴，脊椎・骨端異形成，関節症状など）が最も多くみられます[2]．

　外的な要因としては，子宮内での下顎の運動抑制によって起こります．多胎や羊水過少が存在すると胎内が狭くなり，胎児は頭部を内側に強く抱え込み，顎を胸に押し付けます．そのため下顎の発育が抑えられ，Robin シークエンスになるとされます．

　Robin シークエンスは出生時から呼吸障害が問題となり，呼吸障害は生後1〜4週で最も強くなります．無呼吸やチアノーゼを認めることもあり，酸素飽和度などのモニタリングによる注意深い観察が必要です．

　呼吸障害と摂食嚥下障害を重症度で分けると，表2のようになります．しかし，舌根沈下

E 基礎疾患・合併症とリスク管理

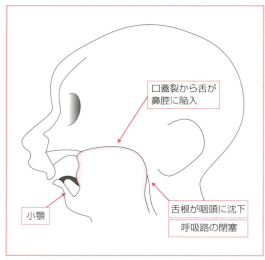

表2	Robin シークエンスの重症度
軽症	軽い呼吸障害．チアノーゼや無呼吸発作はなく，酸素飽和度は90％以上に保てる．哺乳障害も軽い
中等症	肋間などで陥没呼吸を認める．チアノーゼや無呼吸発作はなく，酸素飽和度は90％以上に保てる．哺乳障害がみられ，経管栄養を必要とする
重症	チアノーゼや無呼吸発作を認め，酸素飽和度は90％以下となる．著明な哺乳障害がある

図1　Robin シークエンスの主な所見

の程度と臨床症状の重症度は必ずしも一致しません．

　気道閉塞による呼吸障害に対しては気道の確保が必要になります．治療方針の決定には，咽頭内視鏡検査による評価が有用とされます．その重症度によって対応・治療が異なります(図2)．

　新生児期〜乳児期・幼児期早期までの呼吸障害をうまく乗り切れば，年齢とともに舌根沈下は軽減します．腹臥位は舌を前方に偏位させるため，気道閉塞に有効なことがあります．Robin シークエンスの新生児で，半数以上が腹臥位で効果があるといわれます[3]．姿勢のコントロールにより改善を認めないときは，鼻咽頭エアウェイが試みられます．

　Robin シークエンスの呼吸障害に対して，腹臥位，短期の気管挿管，鼻咽頭エアウェイなどの対処により手術を施行せずに改善したのは56％と報告されています[2]．沈下した舌と咽頭後壁の間に軟口蓋が挟まれ閉塞した症例は舌固定術の適応があります．保存的対応が無効の場合は気管挿管や気管切開・気管カニューレの留置が考慮されます．

　摂食嚥下障害は，呼吸障害の程度と直接関係します．軽度も含めれば，ほとんどの場合において摂食嚥下障害を伴うといえますが，12週間以上の経管栄養を必要とする頻度は37％との報告[4]もあり，35〜55％が経管栄養や胃ろうを要します[2,4,5]．舌の沈下と前方への移動障害，口蓋裂などの解剖学的問題のための陰圧形成不全や乳首の圧迫不足，鼻腔内への乳汁の流入，呼吸との協調不全や咽頭の機能障害により，摂食嚥下障害が起こります．

　単独の Robin シークエンスは，多くの場合は数か月以内に下顎骨が成長し，気道閉塞が改善します．2歳頃までに下顎は正常に近づき，4〜6歳頃には普通の顔貌と変わらないまでになることもあります．しかし，下顎の発達が悪く呼吸障害を伴う場合は，下顎骨の手術的延長術の適応となります．

　摂食嚥下障害に対しては，呼吸障害への対応とともに哺乳の促進を図ります．口蓋裂への対応でもありますが，呼吸障害に注意が必要です．

　新生児期の対応としては，呼吸状態の評価のうえで経口哺乳に向けておしゃぶりを用いた非栄養的吸啜(non-nutritive sucking)，口腔内刺激，下顎の支持，乳首の選択，哺乳の支援

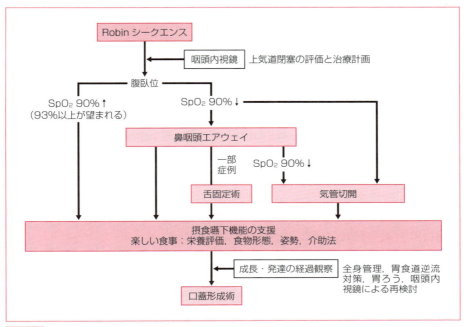

図2 Robin シークエンスの治療の流れ

（口腔内への乳首の上手な挿入，安定した哺乳姿勢，リズミカルな哺乳）などを行います．しかし，口腔内を傷つけることや不快な刺激になると，かえってマイナスになりますので注意が必要です．

　食物は口腔内を傷つけないように軟らかいものにしますが，離乳期には自分で食物を持って食べることも進める必要があります．哺乳瓶で全く飲めない場合でも離乳食から急に進むことがあり，早めに離乳食を考慮することもあります．どのような状況においても，子どもが食事に意欲的であることが大切です．

　哺乳障害により著しい体重増加不良がみられるときは，呼吸や神経・筋の発育にも影響するので，経管栄養が必要になります．少ない摂取量でエネルギー量を増やすために高カロリー栄養剤も考慮されます．呼吸の状態，食べる意欲をみながら，経口摂取を進めます．

　無理して食べさせることにより拒否につながらないようにすることが，呼吸障害や摂食嚥下障害が改善したときに食事を進めるために大切です．栄養カテーテル抜去時に嚥下造影による評価を必ず行う必要はありませんが，必要に応じて咽頭の内視鏡検査を行い評価します．

　単独の Robin シークエンスは，下顎の発育により呼吸障害が改善するとともに，摂食嚥下障害も軽快します．症候群や疾病を合併するときは，その疾患による影響があります．摂食嚥下に関わる長期的な問題としては，小顎や口蓋形成術後の顎発育障害による咀嚼障害や胃食道逆流症があります．

Treacher-Collins 症候群

　Treacher-Collins 症候群（mandibulofacial dysostosis）は，眼裂の下方傾斜と下眼瞼外側部の欠損，耳介形成異常，外耳道閉鎖，中耳形成異常を主徴とします．常染色体優性遺伝ですが，表現率は不完全です．知能は正常（90％）です．Robin シークエンスと同様に，下顎の

E　基礎疾患・合併症とリスク管理

低形成や舌根沈下による呼吸障害と摂食嚥下障害をきたします.

■ その他の疾患

　他には，染色体異常や先天異常でも顔面，口腔，歯の症状を有します．そして Apert 症候群，骨形成不全，鎖骨頭蓋異骨症，外胚葉性形成異常などもあります．鎖骨頭蓋異骨症では歯の萌出やう蝕病変が問題となり，歯科治療との連携が必要です．

　摂食拒否を示す疾患には Cornelia de Lange 症候群，Costello 症候群，4p⁻症候群，18 トリソミーなどがよくみられる疾患です．染色体異常や先天異常において拒食という症状が出現し，胃ろうなどの外科的治療を考慮しなければならないことがあります．

　これらの疾患では機能障害と行動・心理的問題など，複数の要因がかかわると考えられます．また，合併症（胃食道逆流症，消化管異常）や全身状態（心疾患，呼吸障害）などの複合的な問題も考慮します．代表的な疾患について解説します．

1.　Cornelia de Lange 症候群

　5 番染色体短腕（5p13.2）に存在する *NIPBL* 遺伝子の変異によって生じ，約半数に変異を認めます．臨床症状としては，特徴的顔貌（濃い眉毛，眉毛の癒合，カールした長い睫毛，小さい鼻，長い人中，細く端の下がった唇など），知的障害，低身長，低体重，小短頭症，多毛症，小さな手足，手足の形成異常などがみられます．合併症には胃食道逆流，てんかん，心疾患，口蓋裂，内臓異常，難聴，停留精巣などがあります．

　新生児期から哺乳困難が問題になることがあります．そして，体重増加不良につながる場合は，必要な栄養を補うために経管栄養が考慮されます．哺乳力不足や協調運動機能障害による哺乳障害も認めますが，摂食拒否も原因となります．

　特に重度の知的障害がある場合は，認知障害，多動，自傷，攻撃性，自閉傾向，固執，興奮性，無痛，感覚過敏，睡眠障害などがあり，これらの行動障害と摂食障害が関係します．体も小さいので，少しでも多くの栄養を与えようと無理強いをすることにより，摂食拒否が強くなることもあります．コミュニケーションをとりながら楽しく食べるということを考えた対応をすることが重要です．

　また，胃食道逆流症を伴うこともあり，重度の場合には胃ろう造設術や逆流防止術を考慮します．摂食嚥下機能ばかりを考えるのではなく，発達やコミュニケーションを育て，食べる機能の促進を図ることが大切です．

2.　Costello 症候群

　縮毛，特徴的顔貌（鼻根部平低，上向きの鼻腔，厚い口唇，小顎），知的障害，皮膚弛緩，手掌と足底の角質増殖などを特徴とする疾患であり，他に心合併症や足関節の障害などがみられます．原因遺伝子として患児の 8 〜 9 割に HRAS 遺伝子の変異が検出され，エラスチンやエラスチン結合蛋白の異常が報告されています．高頻度で摂食拒否がみられます．

　哺乳障害や摂食障害の原因は明らかではありませんが，機能障害と拒食が考えられ，経管栄養が必要になることもあります．また，食事量にむらがあることもみられます．

　年齢とともに食べられるようになることが多いので，自分で食べることを促し，発達の支援のなかで食べる機能の促進を考えていくことが大切です．このような疾患に共通しますが，経管栄養の抜去の時期が遅れるとより難しくなりますので，栄養や発達を考慮して，判断をします．

3. Russell-Silver 症候群

子宮内発育遅延，低身長，逆三角形型の特異的顔貌，身体の左右非対称を特徴とする疾患であり，摂食障害があることが知られています．

本疾患のように低身長や体重増加不良を伴う疾患においては，その改善を目的とする経管栄養の適応は慎重に決めなければなりません．これは疾患のある子どもの適切な体重の判断が難しいからです．栄養のバランスや体調を考慮しながら栄養必要量を考えることが大切です．

また，何とか体重増加を得ようとするため，経口摂取を頑張ることにより拒否が強くなることもあります．

4. Crouzon 症候群

頭蓋骨の早期癒合に伴う頭蓋の変形，顔面中央の形成不全に伴う下顎の前方突出，浅い眼窩による眼球突出などが主な症状です．呼吸路の閉塞により呼吸障害と摂食嚥下障害をきたします．

● ● ●

染色体異常や先天異常のような疾患では，各疾患によって摂食嚥下障害の原因や病態が異なります．また，同じ疾患においても，合併症や全身状態により，その対応も変わります．

乳児期に経管栄養を行う頻度も高いのですが，全身状態を考慮した上で，なるべく早期にカテーテルの抜去を試みないと，より難しくなります．子どもに食事への意欲の低下，拒否，摂食嚥下機能の低下があると保護者の毎日の食事介助のストレスは大きくなります．

生活全体をみて判断することが大切であり，上手に食べることや訓練の前に，食事の時間を楽しく過ごすということを意識して対応するようにします．

📖 文献

1) Hanson JS, et al.：U-shaped palatal defect in the Robin anomaly：Developmental and clinical relevance．J Pediatr 87：30-33，1975.
2) Evans AK, et al.：Robin sequence：a retrospective review of 115 patients．Int J Pediatr Otorhinolaryngol 70：973-980，2006.
3) Smith MC, et al.：Prognosis of air obstruction and feeding difficulty in the Robin sequence．Int J Pediatr Otorhinolaryngol 70：319-324, 2006.
4) Cruz MJ, et al.：Pierre Robin sequences：secondary respiratory difficulties and intrinsic feeding abnormalities．Laryngoscope 109：1632-1636, 1999.
5) Merques IL, et al.：Robin sequence: a single treatment protocol．J Pediatr 81：14-22, 2005.

E
基礎疾患・合併症とリスク管理

E　基礎疾患・合併症とリスク管理

Column ⑫
小児外科疾患と摂食嚥下障害

　小児外科疾患で長期間にわたって食べることができない場合も少なくありません．先天性食道閉鎖症と短腸症候群がその代表といえます．

①先天性食道閉鎖症

　先天性食道閉鎖症は，食道が途中で閉鎖しているために経口摂取ができません．のように気管との間にろう孔があることが多く，5つの型に分類されます．8割が，下側の食道が気管とつながっているC型です．気管とのろう孔がないA型は1割を占め，上下の食道の間隔が大きいため，治療が長期にわたることもしばしばです．

　気管とのろう孔を閉じて，上下の食道を手術的につなぐのが基本的な治療方法です．食道の間隔が大きく，一度の手術でつなげないときは，何度かに分けた手術が必要になります．そのときは胃ろうを造設するのが一般的です．

　最近の治療成績は飛躍的によくなっていますが，後に食道狭窄や摂食嚥下障害を残すことがあり，その対応が必要です．

②短腸症候群

　短腸症候群は，小腸の大量切除に伴う吸収不良の状態です．通常成人の小腸は5〜6 m，小児では2 mであり，70〜80％切除されると重度の消化吸収障害が起こります．小児の主な原因としては，小腸閉鎖症や腸回転異常症などがあります．短腸症候群の診断基準は，小児（15歳以下）では，十二指腸を含まない残存小腸の長さが75 cm以下とされています．残存小腸が30 cmあれば経腸栄養が可能で，60 cmあれば経口摂取が可能とされます．

　短腸症候群における消化吸収障害の程度は，手術時の年齢，残存小腸の長さ，回盲弁の有無，残存小腸の病変の有無，腸切除後の経過時間，残存小腸の適応能力，残存小腸の部位，合併切除臓器の有無などの影響を受けます．

　残存小腸による消化吸収機能が重要になります．回盲弁を含む小腸大量切除後は，腸内通過時間が1/5，糞便量と脂肪，蛋白の排泄（非吸収）が3〜6倍となります．短腸症候群の合併症には，ガストリンの分泌亢進による胃や上部消化管の潰瘍，鉄の吸収障害，胆汁酸の吸収障害（回腸末端部）による胆石，必須脂肪酸欠乏，脂溶性ビタミン欠乏，脂肪便形成によるカルシウム・マグネシウムの欠乏，セレンや亜鉛などの微量元素欠乏，ビタミンB_{12}欠乏（回腸末端部）による大球性貧血，乳酸の腸管内過剰産生によるアシドーシス，腸管の拡張，壁の菲薄化によるバクテリアル・トランスロケーション，シュウ酸過剰による尿路結石，腸管免疫の低下，栄養管理のための静脈カテーテル，リザーバーなどの感染・合併症があり，患者の予後を左右します．

　短腸症候群の患者は栄養学的なリスクを有しているので，栄養管理が重要となり，不足する栄養素を補うようにします．小腸粘膜の萎縮防止や残存小腸機能の回復・改善を目的に，可能な限り経口摂取への移行を試みます．経口摂取あるいは経腸栄

養で栄養必要量が満たされない場合，静脈栄養を併用します．正常な大腸を有する場合は，低脂肪・高複合炭水化物食を選択します．残存腸管の再生の促進によって吸収能が改善し，下痢も改善すれば経口摂取を開始します．残存腸管が短く下痢が持続する場合には，消化吸収のよい成分栄養剤や経口の場合には低残渣食を用います．

・・・

　先天性食道閉鎖症や短腸症候群では，長期に経口摂取ができないという共通点はありますが，消化吸収機能や病態などにおいて大きな差があります．日常生活において，経口摂取できないばかりでなく，医療的操作により苦痛を伴うことが多くなります．このような場合にも，乳児期から食べることを楽しむ気持ちを育てておくことです．そのためには経口摂取量を増やそうとして無理強いせずに小量でも食事を楽しむことに努めます．そのためのポイントは，自分で食べることを進め，嫌がるなら無理せずに食物も子どもに選ばせること，などです．このような対応をしていくことが，消化機能の問題が改善した時にスムーズに食べることにつながります．

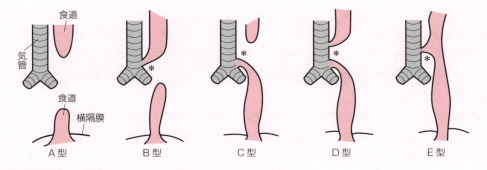

図　食道閉鎖の病型分類（Gross の分類）
＊気管食道瘻

ポイント 33 重症心身障害児の合併症への対応を理解しよう

Essence

- ☑ 重症心身障害児における摂食嚥下障害は，さまざまな問題が複合的に絡む．
- ☑ 重症心身障害児の生活において，個々の食べることの意味を考える．
- ☑ 食事を楽しめているか，あるいは楽しめる食事を目指せるかを検討する．
- ☑ 楽しめる食事が困難な場合は，経口摂取以外の栄養摂取法も含め，生活を楽しむことを考える．

重症心身障害児とは

　重症心身障害児とは特定の疾患を示すものではなく，身体・精神機能的に基準が設けられています．よく用いられる基準として大島の分類（表1）があり，区分1〜4が重症心身障害児に相当します．

　原因は，脳性麻痺，神経・筋疾患を中心に多岐にわたります．重症心身障害児の多くは摂食嚥下障害があり，必ず基礎疾患や合併症があります．そのため重症心身障害児の合併症について理解する必要があります．

　主な合併症としては，呼吸障害，消化管障害，胸郭の変形や側弯，筋緊張の亢進・低下，不随意運動，けいれん，栄養障害（貧血，骨粗鬆症など），睡眠障害などがあります．これらは摂食嚥下障害に影響し，摂食嚥下障害がこれらの問題を引き起こします（図1）．

　どのような病態においても中等量以上の誤嚥を伴う場合には，呼吸障害や誤嚥性肺炎につながり食事は楽しい時間にはなりません．そのような場合は，経口摂取を行うことが子どものQOLを下げてしまうことがあります．重症心身障害児は摂食嚥下障害に誤嚥を伴うことが多くみられます（表2）．"なるべく経口摂取で"という考えは，誤嚥をおこさずに経口的に食べる食事を楽しめることが前提となります．

呼吸障害

　体にとって呼吸は，酸素を取り入れて二酸化炭素を吐き出すというガス交換を意味していま

表1　重症心身障害児の定義（大島の分類）

70〜80	21	22	23	24	25
50〜70	20	13	14	15	16
35〜50	19	12	7	8	9
20〜35	18	11	6	3	4
0〜20	17	10	5	2	1
IQ	走れる	歩ける	歩行障害	座れる	寝たきり

1〜4が重症心身障害児

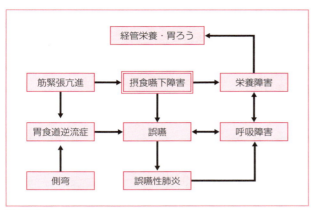

図1 重症心身障害児と摂食嚥下障害

表2 重症心身障害児と誤嚥

- 呼吸障害の合併
- 胃食道逆流などの上部消化管障害の合併
- 不顕性誤嚥
- 姿勢の影響
- 年齢による嚥下機能の低下
- 認知能力の問題の合併

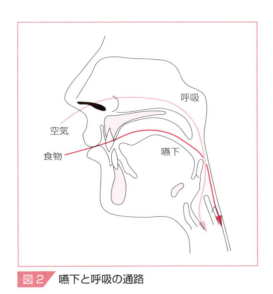

図2 嚥下と呼吸の通路

す．そして，嚥下と呼吸は咽頭という共通の通路（図2）を使うため，嚥下は呼吸との協調が不可欠です．

臨床的にも摂食嚥下障害と呼吸障害は切り離すことができません．嚥下障害による誤嚥を予防することは，呼吸器感染症などの合併症を減らすことにもつながります．

重症心身障害児では，扁桃肥大（アデノイド，口蓋扁桃），舌根沈下，喉頭軟化症，胸郭の変形などを合併することも多く，呼吸障害の症状としては喘鳴や努力性呼吸などがみられます．重症心身障害児では咳き込みやむせを伴わない不顕性誤嚥を認め，さらに誤嚥からの誤嚥性肺炎や無気肺も多くみられます（表3）．

喘鳴は，重症心身障害児や筋緊張の強い子どもでよくみられる症状です．筋緊張，舌根沈下，胸郭の変形，気道分泌物の増加（気管支炎，肺炎など），気管支喘息が関係します．分泌物の増加に対しては吸引が必要となりますが，吸引することによる緊張の増加や粘膜の損傷に注意します．

重症心身障害児では日常的に加湿，排痰，吸引，吸入が必要なことも多くみられます．排痰

E　基礎疾患・合併症とリスク管理

| 表3 | 重症心身障害児の呼吸障害の対応 |

	原因	対応策
上下気道狭窄 （閉塞性換気障害）※1 （混合性換気障害）※2	扁桃・アデノイド肥大 下顎後退，舌根沈下 分泌物貯留，感染 筋緊張の亢進・低下 喉頭軟化，披裂部陥入，気管軟化	扁桃摘出術 下顎支持 鼻咽頭エアウェイ 補助呼吸，気管切開
胸郭運動障害 （拘束性換気障害）※3	呼吸筋活動低下 変形拘縮 　（側弯，胸郭変形，胸郭扁平） 繰り返す誤嚥性肺炎	気管切開 補助呼吸
中枢性低換気	呼吸中枢の障害	気管切開，補助呼吸

※1：閉塞性換気障害；気道に通過障害があり，1秒率が減少（70％以下）し肺活量は低
　　　下していない状態．慢性閉塞性疾患（慢性気管支炎など）や喘息が代表的疾患である．
※2：混合性換気障害；肺の膨らみが悪く，かつ気道の通過障害がある状態．肺活量，1秒
　　　率とも低下する．
※3：拘束性換気障害；肺の膨らみが制限され，肺活量が低下する（80％以下）状態．胸
　　　郭変形や神経筋障害でみられる．

は誤嚥性肺炎を防ぐ意味でも大切です．排痰や吸引は，嘔吐を誘発することがあるので原則として食事の約30分前に行います．呼吸障害をみるには，呼吸数やリズム，喘鳴，努力性呼吸（肩呼吸，陥没呼吸）を観察します．鼻呼吸ができず口呼吸をしているときや咽頭に分泌物が溜りゼロゼロしている状況では，摂食嚥下機能を改善するためにもその改善が必要です．

消化管障害

　胃食道逆流現象は，酸性の胃液が食道に逆流するためにさまざまな合併症（逆流性食道炎，反復性肺炎など）を起こし，胃食道逆流症 (gastro-esophageal reflux disease：GERD) といわれます．重症心身障害児は，筋緊張や呼吸障害のために腹圧がかかることや胸郭の変形，側弯などがみられ，胃食道逆流症を合併する頻度が高くなります．胃食道逆流症の症状として，コーヒー残渣様の吐物や繰り返す喘鳴，誤嚥性肺炎などがあります（p.88 ポイント23 参照）．

　十二指腸より遠位部の消化管の狭窄もみられます．上腸間膜動脈症候群は，大動脈と上腸間膜動脈の間で腸管が圧迫され，食物の通過障害が起こる状態です．痩せや側弯が合併していることも上腸間膜動脈症候群を起こしやすくします．

　重症心身障害児は，消化管活動の低下により慢性の便秘をしばしば合併し，重症な場合は食欲の低下や嘔吐にもつながります．慢性の便秘により腸管運動はさらに悪化し，腸閉塞を起こすこともあります．

　摂食嚥下障害がある子どもの食事は，便秘の予防に水分摂取や乳酸菌製品，食物繊維を多く摂るなど，腸内フローラを整えるための食物内容にも注意が必要です．さらに，薬物治療（酸化マグネシウム，ポリエチレングリコール（モビコール®），ラクツロース（モニラック®），センナ〈アローゼン®〉・センノシド〈プルゼニド®〉，ピコスルファートナトリウム〈ラキソベロン®〉，ビサコジル〈テレミンソフト®〉，大建中湯），グリセリン浣腸が必要となることも多くみられます．

筋緊張の亢進

　脳性麻痺の摂食嚥下機能は，筋緊張により大きな影響を受けます．摂食嚥下機能を十分に引き出すには頸部や体幹の安定した姿勢が必要であり，運動機能療法，作業療法を行い，筋緊張をコントロールすることが大切です．筋緊張の亢進は胸郭の変形や側弯につながり，さらに呼吸障害や消化管の通過障害にも影響します．筋弛緩薬の投与は，過剰な緊張が適度に抑えられれば摂食嚥下機能を向上させますが，その作用から筋緊張の低下や催眠作用が強く出る場合には摂食嚥下機能を低下させることがあります．

　また，筋緊張のコントロールに使用されるボツリヌス毒素（ボトックス®）を頸部に投与することによる嚥下障害が報告されており，過剰投与にならないように注意して使用します．

栄養障害

　摂食嚥下障害がある子どもや重症心身障害児の栄養必要量を推定することは簡単ではありません（p.36 ポイント9 参照）．また，栄養のバランスをとることも必要になります．エネルギー量とともに，水分の出納，栄養バランス，ビタミン・ミネラルや微量元素欠乏などに注意が必要です．

　体を維持するための栄養摂取が経口では不十分であれば，経管栄養を考える必要があります．消化管に問題があり経腸栄養が不可能な場合は，静脈栄養が考慮されます．

　経管栄養剤は栄養のバランスが比較的よく作られていますが，一部の微量元素などが不足することもあります．日常の食品をミキサーにかけるなどにより，胃ろうを通過できるように調整して注入することができます（p.94 ポイント24 参照）．栄養障害は貧血，感染症，骨折，褥瘡などを起こしやすくするので，全身状態の管理において重要です．

けいれん・てんかん

　神経系合併症としては，てんかん，運動機能障害，知的障害などの問題があります．てんかん発作が頻発し発作後に睡眠や意識障害を伴うときは，摂食嚥下機能に影響します．特にけいれん重積状態では，誤嚥を防ぐために意識が十分回復した後に経口摂取を開始します．

　てんかん治療に用いられる抗けいれん薬の多くは副作用として眠気を伴い，摂食嚥下機能を低下させることがあります．ベンゾジアゼピン系（ジアゼパム，ニトラゼパム，クロナゼパム，クロバザムなど）の薬物は口腔内の唾液を増やし，呼吸障害や嚥下障害を増強することがあります．

貧血

　治療を要する高度の貧血がみられることがあり，多くは鉄欠乏性貧血や消化管出血によるものです．他にも銅や亜鉛などの微量元素不足による貧血にも注意が必要です．栄養管理や消化管出血の症状である吐血や下血に注意します．

易感染

　免疫力が低下して，感染症を繰り返すことがあります．腸内フローラを整えることも免疫力を上げることにつながります（p.47 ポイント12 参照）．また亜鉛のような微量元素不足でも

E 基礎疾患・合併症とリスク管理

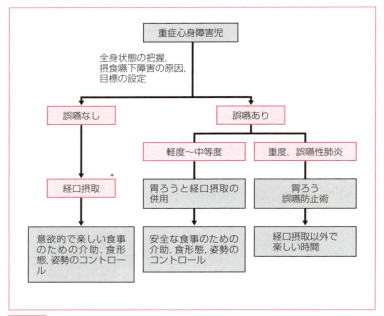

図3 重症心身障害児の摂食嚥下支援計画
*誤嚥がないから，経口摂取が必ずできるわけではない．胃ろうが必要となる場合もある．

易感染性がみられます．

骨折

　重症心身障害児は骨粗鬆症を伴うことがあります．そのような場合は，注意していても体位交換などで骨折を起こすこともあります．原因不明の局所の腫脹や発熱，疼痛などがみられるときは骨折も疑い，X線検査を行います．骨密度の測定には腰椎の骨量をみる二重エネルギーX線骨密度測定（dual-energy X-ray absorptiometry：DXA）などの方法があり，骨粗鬆症の状態を知ることができます．

　骨粗鬆症の予防と治療は，食事，運動，薬物療法があります．通常は前2者がまず考慮されますが，重症心身障害児では運動面での対応には限界があります．薬物療法には，骨形成を促進する活性型ビタミンD_3やビタミンK_2，ビスホスホネート製剤などが使われます．

　ビスホスホネートは骨密度を増加させ変形を起こしにくくし，その効果が認められています．副作用や骨成長に与える影響などを考慮して適応を考えます．服用時に水分を十分に摂り，カルシウムやマグネシウム製剤，制酸薬との同時服用は避ける必要があります．また，食後に服用すると腸管からの吸収率がほぼ0％と吸収が阻害されます．

　2週間投与した後に休薬する周期的な間欠投与が基本となります．これは同剤により骨代謝が過度に抑制され，骨形成の過程で石灰化を遅延させるといった副作用が起こりやすくなるためです．

褥瘡

　褥瘡は，皮膚，皮下組織，筋肉への持続的圧迫により血流が途絶え，これらの組織が壊死に陥った状態です．栄養状態が悪くなると，骨の突出による圧迫や皮膚の浮腫も起こりやすくな

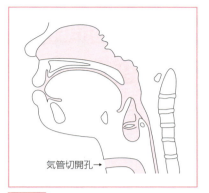

図4 喉頭気管分離術
気管を途中で切断し，上部は閉じて下部は気管切開孔として開口する．

り，血行を悪くします．
　持続的な圧迫が起こらないように，体位交換やマットの工夫などで圧の分散を図る必要があります．栄養状態を管理するため褥瘡対策チームや NST チームと連携をとることもあります．
　このような予防法をとることにより，重症心身障害児においても褥瘡をみることは少なくなりました．また，褥瘡ができた場合は，栄養，創傷治療など，総合的な対応が行われます．

重症心身障害児の摂食嚥下障害の考え方（図3）

　まず全身状態の評価が大切です．そのうえで食べることの問題点の把握とその目標を立てます．目標は基礎疾患の予後とも関係するので，予後の推測も大切です．誤嚥の有無は重要で，多くの子どもは誤嚥が起こるとむせます．多少の誤嚥が起こっても，咳やむせることでしっかりと排出できれば経口摂取が可能ですが，誤嚥性肺炎につながる場合は経口摂取が困難です．
　例えば脳幹部の障害で嚥下機能が得られない場合は，摂食嚥下機能の回復はきわめて困難です．そのような場合は無理をして食べても誤嚥が起こります．その状況を把握したうえで，摂食嚥下障害への対応を考える必要があります．
　誤嚥が不可避な場合の直接的な対応には，気管切開を行い，気管と食道を分離する誤嚥防止術（喉頭気管分離術，気管食道吻合術，喉頭全摘術）を行うこともあります（図4）．その適応は総合的に判断する必要があります．

ポイント 34 行動・心理的問題による乳幼児食行動発達障害について理解しよう

Essence

- ☑ 大きな摂食嚥下機能の障害は認めないが，摂食障害がみられる疾患群である.
- ☑ 育児や日常生活を含めたトータルケアが重要である.
- ☑ 適切な対応による乳幼児摂食行動発達障害の予防が必要である.
- ☑ 摂食嚥下障害の支援計画においては，自分で食べる意欲を引き出す対応が大切であり，そのためには楽しい食事にする必要がある.

乳幼児食行動発達障害とは

乳幼児の摂食障害は，摂食嚥下機能の障害がないにもかかわらず，必要な栄養を摂らない子どもです. 重度の乳幼児期の摂食障害は，経管栄養を必要とします. 経管栄養を行わないと低血糖や脱水を起こすことがあり体調や栄養状態を維持できません. 基本的には摂食行動の発達の障害により起こりますが，その原因や誘因があります. 多くは乳幼児期に何らかの機能的あるいは全身状態による摂食嚥下障害があり，それに引き続いて食べられない状況が持続します. このような子どもは乳幼児期に発達すべき摂食行動が育たなかった状況と考え，乳幼児食行動発達障害と考えています[1].

乳幼児食行動発達障害の診断の目安を表1に示します. このような状況はさまざまな理由や複合的な要因で起こりますが，表2のような特徴を持ちます. これは，子どもの食べる行動の発達において心理的な要因や経験の大切さを示しており，乳幼児食行動発達障害の原因と支援を理解することは，子どもの摂食嚥下障害の支援を考えるために重要な意味を持ちます.

乳幼児食行動発達障害の原因

乳幼児の日常生活でみられる "食べない状況" には，体調不良（発熱，嘔吐，下痢など），不機嫌，睡眠不足，ストレス，好き嫌い，満腹，甘え，環境などの原因があります. しかしながら，継続的な問題となる乳幼児の摂食障害は，このような日常的にみられる食べないことと異なり，表3に示すようなことが考えられます. これらは複合してみられることも多く，年齢によって異なります.

表1 乳幼児食行動発達障害の診断の目安

- 長期間の摂食障害（経管栄養を含む）を伴う乳幼児
- 摂食嚥下障害となるような全身状態や運動機能に障害がない（多くは自分で座位・立位をとれる）
- 摂食障害につながる知的障害がない
- 摂食嚥下障害につながる構造的・機能的異常がない

表2	乳幼児食行動発達障害の特徴

- 無理に経管栄養を中止すると体調を維持できない(低血糖や脱水になる)
- 空腹時にカテーテルからの注入を要求することがある
- 空腹を感じるが,食べるという行動につながらない
- 軽度の知的障害があることが多いが,全くないこともある
- 摂食嚥下機能に影響する運動機能障害がない
- 経管栄養を必要とする解剖学的・神経学的問題がない
- 多くは基礎疾患がある
- 新生児期・乳児期・幼児期早期(2歳まで)に起こることが多い
- 乳児期に経口摂取できていることがある
- 感染症などによる体調不良からの回復期に,経口摂取量が増えることがある
- 経験不足により口唇を閉鎖する力や噛む力が弱いなど,二次的な摂食機能障害がみられる
- 食べる物に偏りやこだわりがある

表3	行動・心理的問題による摂食障害

- 食事に関する不快な経験による食事の拒否 ┐
- 食べる意欲の喪失による幼児経管栄養依存 ├ 乳幼児食行動発達障害
- 経管栄養からの栄養過剰による食欲の低下 ┘
- Cornelia de Lange 症候群,Costello 症候群,染色体異常などでみられる食事の拒否
- 自閉症スペクトラムなどでみられるこだわりや特有の感覚による拒否

1. 不快な経験

　食事に関する不快な経験は,乳幼児期にもさまざまなことがあります.誰でもが経験したことがある不快な食事は,満腹時などの食べたくないときの食事,吐き気・嘔吐時,ストレス時などがあります.嚥下障害や呼吸障害などによるむせや誤嚥も不快な経験になります.さらに経管栄養をしている場合は,口腔の処置や,栄養カテーテルやその挿入などの不快な経験が多くなります.栄養摂取不足を心配され,食べたくないときに,食事を強要されることも不快な経験になります.大人でも過去に食中毒になった経験から,食べられなくなることがあります.子どもではこのような不快な経験が食べる行動の発達の阻害につながることがあります.

　乳幼児食行動発達障害の多くは経管栄養を必要とする医療的状況があり,その後に経管栄養をやめられない状態が起こります.経管栄養が必要になる基礎疾患としては,低出生体重児,心・呼吸器・消化管疾患,中枢神経疾患などがあります.経管栄養が食行動にストレスをかけるからといって,栄養摂取に必要な経管栄養を行わないわけにはいきません.そのため,経管栄養施行中においても食行動に影響するストレスを最少にすることを意識し,食べる意欲を引き出す支援が大切になります.そしてなるべく早期に経管栄養から脱却することです.

　摂食嚥下障害がある子どもたちに対して,周囲は何とか経口摂取量を増やそうとします.子どもに基礎疾患がある場合には,栄養不良になることへの親の不安がより強くみられます.いずれの状況においても,経管栄養から脱却するために少しでも多く食べさせようとする周囲からの働きかけが強くなります.そして,保護者や介助者が気づかないうちに,子どもにとって食事が苦痛の時間になってしまいます.食事を楽しむことが大切であることを忘れてはなりません.

2. 空腹が食行動につながらない

　経管栄養を行っている状況では,食べる経験の不足も同時に起こります.何らかの原因で口から食べる経験がない状況が乳幼児期から長期に持続し,栄養剤の注入に頼るようになると,空腹になっても食べるという行動につながらなくなることがあります.そして,空腹になる

と，子どもが経管栄養からの注入を要求することもあります．また明らかに空腹であるにもかかわらず，経口摂取を拒否し少量しか摂取しない状況もあります．なかには食物を口に入れて味わうけれども，飲み込まずに吐き出す子どももいます．いずれも空腹が食行動につながらない状況と考えられます．

3. 疾患特性の影響

Cornelia de Lange 症候群，Costello 症候群，一部の染色体異常などの疾患では，機能障害が強くないにもかかわらず積極的に食べない状況がみられることがあります．これは疾患による気質的な特性が関係していると考えられます．さらに食事での不快な経験や胃食道逆流症などの要因も加わり摂食嚥下障害を増長させます．

自閉スペクトラム症では特有の感覚がしばしばみられますが，経管栄養を必要とすることはほとんどありません．また，こだわりによる強い偏食がみられることもあります．食事は生活において重要なことになりますので，その対応は療育のなかで考えることが重要です．摂食嚥下機能の視点ではなく，食行動からみることです．こだわりや特有の感覚は，触覚，味覚，嗅覚，視覚，聴覚などにおいてみられます．食の嗜好も突然に大きく変わることもあります．

4. 偏食

健常児でも偏食は，味覚や嗅覚，触覚などの感覚から起こると考えられます．特に乳幼児期は苦味，酸味，辛味（痛覚）などに敏感です．その感覚には個人差があることを理解して対応する必要があります．偏食を解消するために嫌いな食物を強要されても，好きになることはありません．強要による嫌な経験はその程度を強くしたり，新たな偏食を生じたりします．口腔周囲は敏感な部位であり，嫌な経験は拒否することにつながりやすいことを認識して支援する必要があります．一方，自ら偏食をなくしたいと考えている子どもに偏食をなくすために食事の工夫などの支援をすることは大切です．

5. 栄養過剰

食べない子どもにおける栄養過剰の存在は，普通に考えると違和感があるかもしれませんが，経管栄養などを行っている時に起こります．赤ちゃんでも満腹で飲みたくないときは，顔をそむけることにより拒否することができます．しかし，経管栄養を行っている子どもは，拒否することをできません．そのために注入量や注入時間や速度などの調節が必要です．嘔吐がみられる時にその原因が注入量が多すぎることであるにもかかわらず，胃食道逆流症とされていることがあります．

私たちは，空腹になると食欲が出て，食事がおいしく食べられます．これはほんのわずかな時間の差やその日の活動量などによって異なりますので，意志を伝えられない子どもの空腹の判断は大変難しいものです．しかし，栄養カテーテルからの注入は，空腹とは関係なく行われます．そして体重や年齢や活動量などから推測した栄養必要量の注入でも，過剰になることもあります．基礎疾患により体重が少ないことも多く，それを少しでも増やそうとする気持ちが注入量の過剰につながることもあります．重症心身障害児ではエネルギー消費量の判断が難しいため，適量と思った量でも過量になることもあります．そのため，空腹や満腹を訴えることのできない子どもの経管栄養は，慎重に注入量や間隔などを決めることが必要です．

乳幼児食行動発達障害に陥らないために

乳幼児期の疾患治療や栄養確保のために経管栄養が必要な場合はしばしばあります．このよ

うな状況から乳幼児食行動発達障害につながらないようにすることが大切です．まず，経管栄養や胃ろうの必要性と問題点を理解し（p.94 ポイント24 参照），その問題点は極力減らすように努力する必要があります．

食事中の口腔周囲の不快な経験は，乳幼児食行動発達障害につながるので食事に対する不快な経験を最小限にし，子どもが自分で食べるという意欲を乳児期から育てるようにします．不快な介助や食事では食べる意欲を引き出せません．このようなことが考慮されていない摂食嚥下機能療法を行うことは，乳幼児食行動発達障害につながる可能性があります．上手に食べることより栄養や発育とともに行動・心理的な面を考慮して総合的に考えるトータルケアが重要です．食べる量を増やすことではなく，少量でも楽しく食べることを最初の目標にします．基礎疾患と全身状態の評価と発達に合わせた経験の積み重ねが求められます．摂食嚥下機能の評価は，咀嚼や嚥下機能評価に加えて，食べる意欲が重要になります．経口摂取量が増えてから経管栄養を終了にしようと考えても，経管栄養が長期にわたるとカテーテルの抜去はより難しくなります．そのため注入量を減量し，栄養カテーテルを抜去するタイミングは重要です．

経管栄養に依存する状態への対応法

乳幼児食行動発達障害がある子どもは，摂食嚥下機能に問題はありません．栄養的な安全を優先しすぎて，栄養カテーテルの抜去までに時間をかけすぎると，経管栄養への依存を強くしてしまうことがあるので，なるべく早い抜去までの道筋を立てます．しかしながら，栄養も重要であり無理な抜去が可能ということにはなりません．また，乳幼児食行動発達障害では，空腹にすれば食事量が増えるかというと，そうはいきません．注入を減らすだけでは，空腹にもかかわらず食物摂取につながらず，必要量を食べません．このような時期に無理に注入量を減らすと低血糖や脱水になり，体調を維持できません．

このようなことを考慮し，乳幼児の経管栄養を必要とする摂食行動障害に対するステップ治療（表4）を行い，個々に応じて比較的短期間で抜去を行います．重要なことは，"どれだけの量を食べさせてもらっているか"ではなく，2nd ステップ，3rd ステップでの課題の"少量でも自分で楽しく食べる"という状況ができることです．ここまでくれば2〜3か月で抜去できることが多くなります．

1st ステップ

1st ステップとしては，現状の問題点の把握と今後の計画を作成します．診察により摂食嚥下障害のないことを確認します．嚥下造影，嚥下内視鏡検査などによる評価は，多くの場合で不要です．基礎疾患や全身状態が摂食嚥下障害につながる状況がないことをみます．そして全身状態を把握します．介助者と子どもの食事の時間における信頼関係の構築が重要ですが，介助者が子どもに振り回されないように注意し，適切な関係性を築くようにします．空腹が食欲につながらない場合は過去の経験の影響もあります．これはどのような食べ物にもおこります．また，吐き気や嘔吐があれば食欲は出ないので，このような状況は注入量の調節や基礎疾患への対応により，なくさなければなりません．食べる量を少しでも増やそうとし頑張って食べさせようとすると，食事への拒否が強くなり，食物を見ただけで嫌がる子どももいます．このようなときは，まず安心感を与えることから始めなければならず，介助する人が共通の認識をもつ必要があります．

E 基礎疾患・合併症とリスク管理

| 表4 | 経管栄養を必要とする乳幼児食行動発達障害に対するステップ治療 |

1st ステップ	**現状の問題点の把握と今後の計画の作成** ・摂食嚥下機能に大きな問題のないことの確認（多くの場合は嚥下造影，嚥下内視鏡検査による評価は不要） ・基礎疾患の把握（摂食嚥下障害への影響の評価） ・全身状態の把握 ・食事の時間における介助者と子どもの適切な関係性の構築
2nd ステップ	**自分で食べる意欲を育てる** ・それまでの摂食指導や日常生活での問題点の改善（楽しく食べる，生活のリズム，食べることを強制しないなど） ・自分で食べることを育てる（手づかみ食べの促進，手づかみで食べられる食品を用意） ・スプーンは嫌がらないときのみに用いる ・年齢があがると対応が難しくなり栄養の調節と行動療法が必要になる
3rd ステップ	**好きな物を探し，自由に楽しく食べさせる** ・自由に楽しく食べさせる ・好きな飲み物や食物を用いる（量を増やす必要はなく，形態は安全な範囲で何でもよい） ・自分で使いやすく，持ちやすい道具を用いる（マグマグ®やストロー，ペットボトル，スパウト付きパウチパックなど） ・コップは自分で持って飲めれば使用するが，介助では難しいことが多い
4th ステップ	**経管栄養の注入量の減量** ・体重減少も起こりうるので，体調を確認しながら進める ・ビタミンなどの不足に注意，栄養補助食品などでの補給が必要なこともある
5th ステップ	**経管栄養のためのカテーテルの抜去** ・自分で食べることや飲むことに意欲がみられれば，食べる量は必要と思われる量の1/5〜1/4程度でも試みる ・カテーテルの交換時に，抜去したままで様子をみる方法もある ・体力や体調の維持ができないときは再挿入する．状況をみながら再度抜去を試みる ・体重減少がしばしばみられるが，体調がよければ経過をみる
6th ステップ	**経管栄養終了後のフォロー** ・食べられるようになっても，食事の偏りがすぐには解消できないことが多い（2歳以上に多い） ・偏りが強い場合には，必要栄養素を考慮しビタミンなどの補給が必要 ・食事の偏りは長期に続くこともあるが，食事を楽しむことを維持して経過をみる

2nd ステップ

　問題点の把握と信頼関係が構築できた後の2ndステップは，自分で食べる意欲を育てることになります．楽しく食べているか，生活のリズムはどうか，食べることを強制していないかなど，それまでの食事の時間の問題点を改善します．

　乳児期から経管栄養が行われると，食事は注入されるものと考えてしまい，食物が栄養カテーテルから入ることを待つ子どももみられます．それは乳児期からの食べることに関する嫌な経験と自分で食べる経験不足の両方が原因となっています．そのような場合は，食べさせてもらうことではなく，自分で食べる意欲を引き出すことが大切です．乳幼児食行動発達障害では，機能的に問題がなくても経口摂取を拒み，注入を要求することがあります．このような状況では，手づかみで食べられる食品を用意し，自分で食べる意欲を示し，自分で手を出してくれるまで待つことも大切です．年齢や理解度が上がるほど難しくなるので，なるべく早期からの対応が重要です．スプーンは嫌がらないときは用いますが，まず手づかみを中心に考えます．口唇介助や歯肉マッサージや受動的訓練（筋訓練など）は行ってはいけません．1〜2歳の理解度になると，すでに周囲が食べさせようとしていることを理解し，食物を置くだけでは上手くいきません．栄養の調節と行動療法の手法を取り入れる必要があります．

3rd ステップ

　3rdステップでは，少しでも楽しく食べるために，好きな食物を子どもとともに探し，自由

に食べさせます．無理して量を増やす必要はなく，食形態も好みに合わせて，楽しく食べたり飲んだりすることを進めます．マグマグ®やストロー，ペットボトル，スパウト付きパウチパックなど，自分で使いやすく，持ちやすい道具を用います(p.117 ポイント29 参照)．コップは自分で持って飲めれば使用しますが，難しいことも多いので急ぐ必要はありません．2nd ステップと同様に年齢や理解が上がるとより難しくなります．

4th ステップ

少しでも意欲的に自分で食べるようになれば，4th ステップとして経管栄養の注入量をしっかりと減量します．もともと注入量が過量である場合は，2nd ステップや3rd ステップでも注入量を減らします．4th ステップでの注入の減量により体重減少も起こりうるので，体調を確認しながら進めます．またビタミンなどの不足が出る可能性がある場合は，薬品や栄養補助食品などで補給します．注入量の減量方法は一定ではありませんが，食べる意欲と体調をみながら，なるべく早くすすめます．子どもによっては週1回だけ減らす場合や1～2週毎に20％程度減量するなど，基礎疾患や体力をみながら行います．

5th ステップ

5th ステップは，栄養カテーテルの抜去および経管栄養の中止です．自分で楽しく食べることや飲むことの意欲がみられれば，食べる量は必要と思われる量の1/5～1/4程度でも抜去を試みることもあります．栄養カテーテルの交換時に，栄養カテーテルを抜いたままで様子をみることもあります．自分で楽しく食べることが重要なので，頑張って食べさせて抜去を成功させようとせずに，体調をしっかり観察します．食べる量が増えず体力や体調を維持できない状態では，無理せず再挿入をして注入し，状況をみながら再度抜去を試みます．実際には1～2週間後に再度抜去を試み，多くの場合は1～3回の試みで抜去に成功します．

栄養カテーテルを抜去し経管栄養を中止した後は一時的に体重減少がみられます．10％前後の体重の減少もみられ，それが危険性のない程度の体重減少であることを確認し判断することが大切です．

時にみられることとして，経管栄養をしている子どもが，肺炎などの合併症で絶食期間を必要とした後の回復期に食欲が増え，経口摂取量が増加することもあります．体重は減っていてもこのような状況は栄養カテーテル抜去のチャンスであり，逃さないようにします．

6th ステップ

経管栄養を終了し栄養カテーテルを抜去するには，経口摂取で体力を維持できる栄養と水分が摂れることです．栄養カテーテルを抜去すると，咽頭喘鳴が減り全身状態が改善し，行動における自立もみられます．経管栄養中止後のフォローでは，著しい食事の偏りがみられることがしばしばあります．2歳以上の子どもにおいて多くみられます．偏りが強い場合は必要栄養素を考慮し，ビタミンなどの補給が必要です．食事の偏りは長期に続くこともありますが，食事を楽しむことの経験を積みながら経過をみます．

📖 文献

1) 田角　勝：食行動の発達とその支援．小児科 58：1249-1254，2017．

ポイント 35 薬物と摂食嚥下障害の関係を理解しよう

Essence
- ☑ 乳幼児では，眠気や倦怠感など，薬物による影響を訴えることができない．
- ☑ 抗けいれん薬や筋弛緩薬，向精神薬などは，傾眠や分泌物の貯留，嚥下機能の低下をきたすことがある．
- ☑ 唾液の減少を起こす薬物は口腔内乾燥により摂食嚥下を難しくする．

薬物の影響

表1に示すように摂食嚥下機能に悪影響を及ぼす様々な薬物があります．摂食嚥下障害が薬物性の場合には，その中止・変更を考えなければなりません．しかし，簡単に薬物を中止できるわけではなく，主治医と相談する必要があります．

1. 中枢神経系の鎮静・抑制作用

抗けいれん薬や向精神薬などの服用により，認知の悪化や咀嚼・嚥下機能の低下がみられることがあります．感冒に用いられる抗ヒスタミン薬や抗アレルギー薬のもつ抗ヒスタミン作用は，眠気を起こすことがあります

2. 錐体外路系への影響

口部ジスキネジアは子どもではまれですが，向精神薬，抗うつ薬，抗パーキンソン薬，消化性潰瘍薬，制吐薬などで生じます．過量投与では急速に症状が出現します．向精神薬による遅発性ジスキネジアは，線条体のドパミン作用部位に薬物が働き，長期連用により受容体が過剰反応するためと考えられています．

表1 摂食嚥下に悪影響を及ぼす主な薬物

中枢神経系の鎮静・抑制	抗てんかん薬，向精神薬，抗うつ薬，抗不安薬，睡眠薬，筋弛緩薬，抗ヒスタミン薬
錐体外路系への影響（口部ジスキネジアなど）	向精神薬，抗うつ薬，消化性潰瘍薬，制吐薬，抗パーキンソン薬
唾液分泌低下・口腔内乾燥	抗コリン作動薬，抗ヒスタミン薬，抗がん薬，三環系抗うつ薬，向精神薬
筋弛緩・筋力低下	筋弛緩薬，ボツリヌス毒素，ステロイド薬
味覚異常	抗がん薬
下部食道括約筋圧の低下	ドパミン，グルカゴン，アトロピン
歯肉の増殖	フェニトイン，カルシウム拮抗薬，免疫抑制薬
食欲低下	メチルフェニデート徐放剤，アトモキセチン

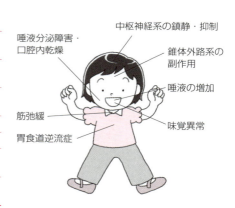

3. 唾液の分泌低下，口腔内乾燥

抗コリン作用のある薬物は唾液の分泌低下により，口腔内乾燥が起こります．抗ヒスタミン薬も抗コリン作用があります．抗うつ薬には唾液の分泌低下を起こす物もあります．唾液の減少は，食物の口腔・咽頭の通過を悪くします．また，口腔衛生にもよくありません．

4. 唾液の増加

ベンゾジアゼピン系薬物（ジアゼパム，クロナゼパム，ニトラゼパムなど）では，眠気により唾液の飲み込みが悪化し，唾液も増加します．その結果，呼吸（喘鳴）に影響し，食べる機能にも影響します．特に摂食嚥下障害がある子どもは，口腔内の唾液が多くなることが喘鳴につながり，呼吸への影響も大きくなります．

5. 筋弛緩・筋力低下

筋緊張の亢進に対して筋弛緩薬が用いられ，筋緊張が適度に低下すると摂食嚥下機能は改善しますが，その作用が過剰な場合は悪化します．筋緊張に対して用いられるボツリヌス毒素を頸部に使用し嚥下に関与する筋に過剰に作用すると，嚥下障害をきたします．

6. 味覚異常

味覚に対する影響は，乳幼児では判断しにくいことが多いのですが，味覚異常をきたす薬物では注意する必要があります．鉄欠乏や亜鉛欠乏でも味覚障害が起こりますので，必要な栄養が摂取できているかを確認する必要があります．

7. 下部食道括約筋圧の低下

下部食道括約筋（lower esophageal sphincter：LES）圧の低下に影響する薬物である抗コリン薬，一部の抗うつ薬，カルシウム拮抗薬などの薬物は，胃食道逆流現象がある子どもでは症状を悪化させる可能性があります．

8. 歯肉の増殖

フェニトインの副作用として歯肉の増殖がみられ，程度が強いと口腔機能に影響することがあります．程度の差はありますが，フェニトインの連用により，50％以上の症例で歯肉の増殖がみられます．薬物の中止によって改善しますが，口腔内清掃も歯肉の増殖予防に重要です．その他に，降圧薬であるカルシウム拮抗薬や免疫抑制薬でも歯肉の増殖が起こります．程度が重い場合には，口腔外科手術が考慮されることもあります．

9. 食欲への影響

様々な薬物が食欲に影響します．例えば，注意欠如／多動症（attention-deficit/hyperactivity disorder：ADHD）に用いられるメチルフェニデート徐放剤は食欲を低下させます．その他数多くの薬物が影響しますので，食欲低下の副作用には注意が必要です．また，薬物の服用は食前や食後などと決められている場合があり，食前であると薬が苦いので食欲を落とすことがあります．乳幼児では食事摂取後に満腹となり，食後に薬を飲むことを拒否することが増えます．薬物は，食事との関係において適切に服用する必要があります．

E　基礎疾患・合併症とリスク管理

Column ⑬
薬物投与の工夫

　保護者や介助者にとって，小児における服薬は，摂食嚥下障害の有無にかかわらず大きな問題です．味，剤型，量などの問題があり，服用させることに苦労することがあります．味は，食事やゼリーなどへの混入，他の味でごまかすなど，さまざまな工夫がされます．剤型に関しては，粉末やシロップでない場合に服用が難しいことがあります．グレープフルーツジュースでの薬剤の服用は禁忌になっていることも多いので注意が必要です．

　錠剤やカプセル剤は，味，吸収，吸湿性，徐放性など，それぞれの薬効や特徴に合った剤型になっています．そのため，錠剤やカプセル剤をつぶすあるいは開封することに問題がないか，確認する必要があります．

　カテーテルからの投与時は，散剤やつぶした錠剤，開封したカプセル剤を水に混和して注入します．投与を正確に行うことと，注入したものがカテーテルに詰まらないように注意します．

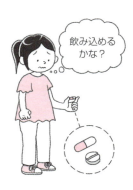

ポイント 36 摂食嚥下障害のリスク管理について理解しよう

Essence
- ☑ 摂食嚥下障害を合併する児のリスク管理は，健康管理，感染対策，誤嚥・窒息の救急処置，経管栄養への対応などがある．
- ☑ 感染対策においては，標準予防策を理解する．
- ☑ 誤嚥により窒息を起こす可能性は常にあり，窒息への対応や救急蘇生法の基本を知っておく．

摂食嚥下障害に対応する場所は，家庭，病院・診療所，療育施設，学校などがあります．同じ管理を行えば安全が保たれるということではないので，その施設あるいは状況に合わせたリスク管理が必要となります．リスク管理は，リスクの把握，リスクの分析，リスクへの対応，対応の評価，という一連の問題解決プロセスで行われます（図1）．エラーは起こりうることを前提として，そのエラーが事故につながらないようにします．摂食嚥下障害のリスク管理は，基礎疾患・合併症と摂食嚥下障害の両面からの注意が必要です．

健康管理

摂食嚥下障害への対応においては，健康の管理と観察が重要です．体温，脈拍，顔色，呼吸，喘鳴，痰・咳・鼻汁，表情，皮膚，筋緊張などを把握します．常に全項目のチェックができればよいのですが，限られた食事時間の中なので，年齢や基礎疾患に応じて必要な情報を把握します．特に普段の様子と違うことを感じ取れることは重要であり，リスク管理につながります．

医療機器

施設によっては困難なこともありますが，誤嚥に対する緊急処置および必要に応じて医療機器の準備（救急カート，アンビューバッグ®，蘇生セット，吸引器，酸素，心拍モニタ，パル

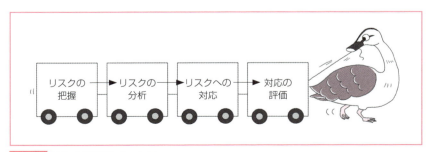

図1　リスク管理のプロセス

E 基礎疾患・合併症とリスク管理

スオキシメータなど)をします．すべての施設でこれらの機器が必要というわけではありません．また機器を適切に使えることが大切です．もし安全の確保ができないときは，摂食嚥下障害への対応の範囲を制限することが必要になります．摂食嚥下障害を伴う場合は重症児が多いため，常に安全を意識しておかねばなりません．

感染予防策

摂食嚥下障害に対する指導は，食事というきわめて日常的な行為となりますが，感染予防に注意を払う必要があります．感染経路には，接触感染，飛沫感染，空気感染，物質媒介型感染などがあります．重症児では呼吸器感染症や日和見感染がしばしばみられます．日常で最も問題となるのは，接触感染によるメチシリン耐性黄色ブドウ球菌(methicillin-resistant *Staphylococcus aureus*：MRSA)や緑膿菌などの耐性菌の感染です．これらを防ぐために手洗いや手袋の使用を怠らないようにします．また，飛沫感染であるインフルエンザや感冒などは，咳やくしゃみで感染します．物質媒介型感染は，汚染された食物，水，血液，器具などを介します．

感染予防の基本は感染経路を絶つことであり，手洗い，うがい，殺菌などが重要になります．標準予防策は病原体の伝播を防ぐための基本的な感染対策です．摂食嚥下障害の支援においても湿性生体物質(唾液，血液など)との接触が多いので，必要に応じて防護用具(手袋，マスク，ゴーグル，ガウンなど)を使用し，病原体の伝播を防ぎ感染のリスクを減らします．このような対策は，子どもを守ることであり，介助者を守ることにもなります．手洗いは手指を介した二次感染の感染経路を絶つために重要です．日常的に手洗いを行うことを習慣づけることが感染予防の基本です(図2)．手洗いには液性石鹸を使用し，その石鹸は継ぎ足しをしないようにして，使用し終わった容器は廃棄するよう注意します．手を拭くタオルは，ペーパータオル，ジェットタオルなどを用います．

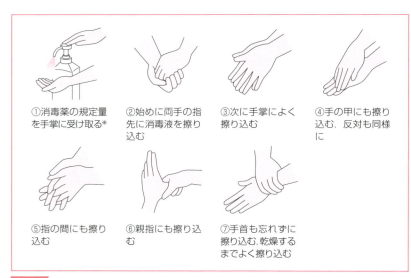

図2　衛生的手洗い手順（速乾性手指消毒薬を用いる場合）
※：規定量の目安は15秒以内に乾燥しない程度の量．

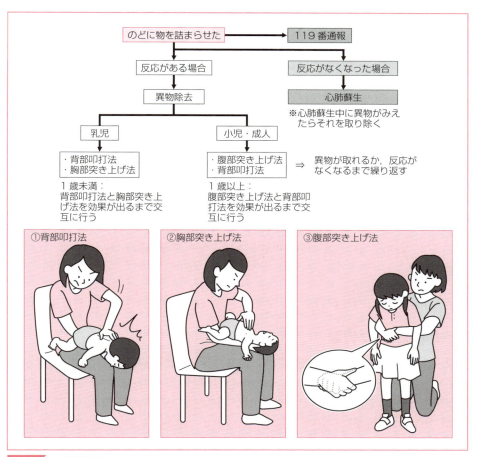

図3 気道異物除去
〔日本救急医療財団心肺蘇生法委員会（監修）：救急蘇生法の指針2015（市民用）．厚生労働省．https://www.mhlw.go.jp/stf/seisakunitsuite/bunya/0000123022.html より作成〕

誤嚥のリスク管理

　摂食嚥下障害がある子どもにおいて経口摂取を進める場合には，常に誤嚥の可能性があります．摂食嚥下障害への対応の目的の1つは誤嚥を予防することですが，誤嚥や窒息の危険性と隣り合わせにあります．食事や栄養剤の注入中やその後，嘔吐時に急に顔色不良，努力性呼吸，呼吸状態の悪化などが出現するときは，窒息や多量の誤嚥を疑います．このような場合は，吸気性の呼吸困難が起こり，緊急の対応が必要です．まず口腔内を確認し除去できる物を取り除きます．子どもの窒息への対応としては背部叩打法（図3）[1]を行います．吸引器で吸引できる物は通常の吸引器で吸引しますが，大きい物は吸引できないので，太いカテーテルや吸引力の強い物が必要となります．咳き込みなどで落ち着く程度の少量の誤嚥には，気道分泌物の吸引や呼吸理学療法，酸素投与を行います．

　病院で窒息を起こした場合と家庭などの医療施設以外で起こした場合では，対応できる対処法が異なります．実際にシミュレーションしておくことが大切です．医療施設ではすべてに対応できる救急セットもありますが，他の施設ではありません．マウス to マウスの人工呼吸で感染の危険性は低いといわれていますが感染防護（シートタイプ）を用意しておくとよいでしょ

E　基礎疾患・合併症とリスク管理

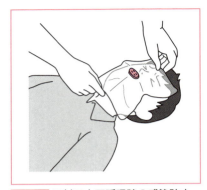

図4　口対口人工呼吸時の感染防止用具の使用例

人工呼吸用マウスピースなどを使用しなくても感染の危険は低いといわれるが，使用したほうがより安全である．

う（図4）．反応がなくなった場合には，すぐに一次救命処置を行う必要があります（図5）[2]．

経管栄養のリスク管理

　筋緊張の強い場合や重症心身障害児では，経鼻カテーテルの挿入は必ずしも容易ではありません．また，カテーテルが気管に入っても咳やむせなどの反応が弱いこともしばしばみられます．経鼻カテーテルが咽頭や食道でUターンすることもあります．胃内へカテーテルが正しく留置されているかを慎重に確認する必要があります．確認のために注射器で入れる空気の音が喘鳴で聴き取りにくいことがあります．空気の注入音が聞けても，側弯の強い場合は胃の位置が通常とは異なることもあり，カテーテルの位置の確認が難しいことがあります．内容物の性状や胃液であることの確認のためにpH測定を行います．確実でない場合は，X線検査で確認します．誤った位置に留置されている状況での注入は，非常に危険です．

　注入前の吸引で血液が引けるときには，胃あるいは食道からの出血が考えられます．栄養剤などの注入物が入らないときはカテーテルの閉塞の可能性があります．気分が悪くなったり，嘔吐がみられる場合は，注入を一時中断します．嘔吐がみられるときには，吐物による誤嚥を防ぐために，臥位になっている場合には顔を横に向けます．

　注入速度が速すぎると，嘔吐や下痢を起こすこともあります．腹部膨満があるときには注入量を減らします．十二指腸にカテーテルが留置されている場合は胃を経由しないで注入物が入るので，注入速度が速くなりすぎないようにします．速すぎると，ダンピング症候群のような現象が起こります．

　胃ろうボタンでは，脱落，出血，周囲からの栄養剤の漏れがあります．胃ろうボタンが脱落した場合は，ろう孔は早ければ5時間ほどで閉鎖する可能性があります（p.94 ポイント24 参照）．病院での対応では間に合わない場合は一時的に吸引カテーテルのような物を入れます．カテーテルが迷入することもあるので，主治医から抜去時の指示を受けておきます．胃ろうボタンの周辺には不良肉芽からの出血がみられることもあります．胃ろうボタン周辺からの漏れに関しては，組織修復まで待ちます．栄養剤の粘度を上げるなどの対応も考えられます．

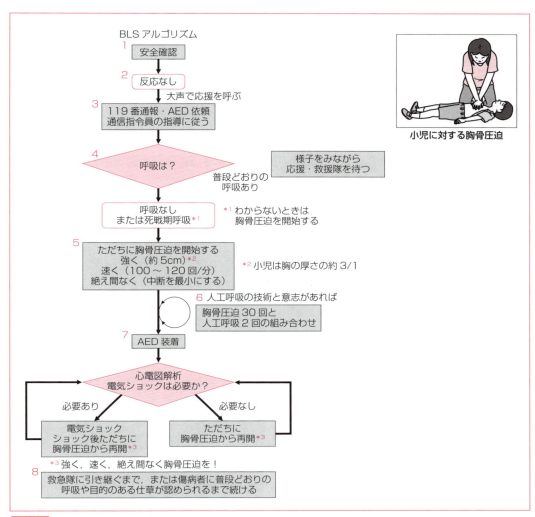

図5 一次救命処置(BLS)の手順
〔日本蘇生協議会(監修):JRC蘇生ガイドライン2015. 医学書院, 18, 2016.〕

文献

1) 日本救急医療財団心肺蘇生法委員会(監修):救急蘇生法の指針2015(市民用). 厚生労働省.
https://www.mhlw.go.jp/stf/seisakunitsuite/bunya/0000123022.html
2) 日本蘇生協議会(監修):JRC蘇生ガイドライン2015. 医学書院, 18, 2016.

ポイント 37 トータルケアの基本的な考え方のまとめ

Essence

- ☑ 子ども全体を把握したうえで，摂食嚥下障害に対応することが大切である．
- ☑ 楽しく食べることによって，自分で食べる意欲を育てる．
- ☑ 子どもの摂食嚥下機能を理解し，能力を引き出すことである．
- ☑ それぞれの関係者が子ども全体を考えるトータルケアとして対応する．

トータルケアからみる摂食嚥下障害の支援

食べることは，栄養や健康や安全（誤嚥）の問題のみでなく，コミュニケーションや社会性の獲得という重要な役割があります．そして食べる機能の発達には，食行動（楽しみ），コミュニケーション（親子関係），認知能力（経験），栄養（成長）など，さまざまな意味合いがあります．そこには情緒や心理的な面も含まれます．発育期にあたる子どもにおいては，摂食行動が確立していくとともに，その子ども全体の発達が促されます．しかし，摂食嚥下障害に対するアプローチの多くは摂食嚥下機能からみた技術的な対応法であり，身体的および心理的な面も考えたトータルケアは重視されていません．チームアプローチとは異なり，その子ども全体を関係者の各々が考えることがトータルケアです．

トータルケアにおいては，どのようなアプローチをする場合でも，あらかじめ子どもとの信頼関係を築く必要があり，食事を摂ることで，さらに信頼関係を築くようにします．どのような職種からのアプローチであっても，子どもの行動・心理を考えたアプローチを忘れてはなりません．そして，ただ介入すればよいということではありません．不適切な介入は自立を阻害します．

摂食嚥下障害の支援と食行動

食事の基本は，食べさせてもらう技術が向上することではなく，自分で食べることです．

摂食嚥下障害がある子どもは基礎疾患や重症度が異なり，その対応はさまざまです．障害の有無にかかわらず，食べることへの対応においては子どもの食行動の発達を意識することが重要です．

摂食嚥下障害がある子どもに対して食事の介助やリハビリテーションを行われますが，摂食嚥下障害とそのリハビリテーションという面ばかりに目を向けると，食行動全体を考えることが忘れられてしまいます．上肢に不自由があり，自分で食べることができない場合もありますが，基本は子どもの能力を引き出すことで食べるのを支援することです．自分で食べたいという意欲は，自ら手や体を動かそうとすることにつながります．摂食嚥下障害がある子どもは上肢機能や体幹機能の問題を伴うことが多く，食べさせてもらう場面が増えます．これは栄養摂

取を維持するための必要に迫られてのことですが，食べさせてあげることは子どもが自分で食べようとする食行動を奪うことにもなります．

また，親（保護者）が常に食事の介助をしていると親子の信頼関係は強くなりますが，自立を妨げます．なかには，摂食嚥下機能が悪くないにもかかわらず経管栄養を行うことが必要な子どももいます．その原因の一部は，摂食嚥下機能療法として長期にわたり食べさせてもらう練習をしてきたためと考えられます．子どもの能力を最大限に引き出し，自分で食べようと手を出そうとする意欲を引き出すことが大切です．

摂食嚥下障害のある子どもは，空腹や満腹の表現が少ないことも多く，そのなかから読み取る必要があります．特に経管栄養では，定時に一定量を注入することが多いということもあります．介助者は，日々の対応のなかで栄養必要量だけでなく空腹や満腹に注意を払うことを忘れてはなりません．

食形態と食行動

食形態から考えると，摂食嚥下障害ではペースト状の食物が誤嚥が少なく安全性が高いと考えられ，そのような食形態に偏りがちになります．結果として，子どもはペースト状の食物に対して強い親和性をもつことになり，新しい食物へチャレンジする気持ちを失い，嫌がることさえあります．

p.16 ポイント5 でも述べたように，ペースト状やとろみのついた食物は手づかみで食べることのできない食形態で，親にとっては周囲を汚されることに気を遣わなければならない食形態です．手指機能と口との協調運動を練習するためには，ペースト状の物は好ましい食形態ではないことも考えておく必要があります．子どもはもっと色々な物を食べたがっているにもかかわらず，チャレンジさせずに均一な食形態が提供されていることがみられます．小児期の食形態は，介助者が子どもの意欲も含めた反応を見て，子ども自身の選択を活かすことが必要です．食べ方が下手だからと食形態を落とし，そのために機能の向上が妨げられてはいけません．子どもは新しい食形態を最初に嫌がることもしばしばあります．好奇心や意欲・食欲が勝ったときに，新しい物へのチャレンジが始まり成功につながります．

ペースト状やとろみのついた均質な形態の食物は，飲み込みやすいという特性を持つ一方，食形態としては固形物に比べて口腔への刺激が少ない物です．刺激の強さという面からは摂食嚥下機能を引き出しにくい物といえます．摂食嚥下機能の向上を目指す小児期では適切な刺激が必要です．ペーストやとろみのついた食品の誤嚥が少ないという利点だけではなく，その問題点を知ったうえで活用することが重要です．食物には，色々な食形態や味，食感があり，それを脳が感じることによって，食べる意欲が引き出されます．同じ物ばかり食卓に並んでは食欲は出ません．乳児や摂食嚥下障害がある子どもにとって，ペースト状の食物は，スプーンで食べさせてもらう食形態ともいえます．自分で食べることを目標にできる子どもは，自分で持つことのできる固形物を準備し，自分で食べる機会を奪うことのないようにします．

摂食嚥下機能を引き出すトータルケア

楽しいということがなければ，その子どもが本来持つ能力を引き出すことができません．すなわち，摂食嚥下機能ばかりに目を向けて食事を考えるのではなく，食生活全体に目を向ける必要があります．そのなかで，摂食嚥下障害に対応する知識や技術が必要になり，それをその

159

F　トータルケアとしての摂食嚥下障害の対応

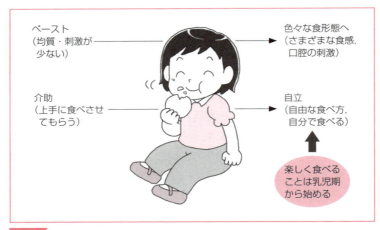

図1　食べる機能の促進のために

子どもの特性や機能に合わせてうまく組み入れ，能力を引き出すようにします．
　子どもが嫌がるような摂食"訓練"は不適切であり，いかに食べることを楽しめるかを考えた対応が必要です．泣きながら頑張って食べても，次のステップにつながりません．楽しんで食べることが，脳の活性化にもつながり，本人の意欲と機能を最大限に活かします．これは食行動を引き出すことであり，乳幼児期の摂食嚥下機能の向上に最も重要なことです．
　最終目標は，上手に食べさせることではなく，楽しく意欲的に子どもが食事をしてくれることです（図1）．子どもが食事をしているときに安心して楽しく食に向き合えているか，苦痛な時間がまた来たと考えているか，子どもは表情で示してくれます．先入観を持たずに子どもの行動をしっかりと観察することが大切です．そのなかで，正常発達，障害の評価，支援計画を考えます．
　正常発達と同じ過程で進むわけではありませんが，正常発達と比較することは，その評価につながり，支援計画において正常発達の過程から取り入れられるアイデアも多いといえます．例えば，自分たちがおいしいと感じる食形態は何か，どのように食べたら楽しいかということから子どもへの支援を見直すことができます．

おいしく食べられないとき

　摂食嚥下障害の理由の1つとしておいしく食べられないことが考えられます．風邪などによる体調不良で食べられないことはよくあることで，一時的なことであれば体調の回復とともに食欲は改善します．
　しかし，嚥下障害が重度で誤嚥を回避することが難しければ，食べることが楽しくなくなってしまいます．それは，食べるたびにむせて苦しいようなとき，あるいはむせなくても誤嚥性肺炎で入院が必要になるようなときです．
　摂食嚥下障害が治療や対応によって改善が期待されればその改善が目標になります．しかしながら，食べることが楽しいということにつながらなければ，経口摂取での食事を回避し，胃ろうからの注入によって栄養補給を行うことが選択肢となります．その中には一口あるいは少量なら味や匂いを楽しめる人もいます．また食事以外の楽しみを含めて，子どものQOLの向上を図るべきです．

Column ⑭
トータルケアからみた食環境・食内容,訓練法の概要と注意点

食環境・食内容指導,直接訓練ならびに間接訓練の概要と注意点について示します.本書では,食べることは訓練ではないという考えから,訓練という言葉を用いていません.ここでは訓練という言葉を使うとしたらと考えて書きました.子どもは自分の意志で摂食嚥下障害の訓練に向かうことはほとんど無いので,適応は限られます.

①食環境・食内容指導

訓練法		概要	注意点
食事姿勢		頸部と体幹の角度の調整が大切である	呼吸・摂食の状況,個別の状況で適切な姿勢を判断する
食形態		適切な食形態の選択,誤嚥などの医療的配慮が必要なこともある	食形態を落としすぎないようにする.子どもの要求を感じ,自分で食べることへ進める
※食具	自分で食べるための食具	自分で食べるには,手づかみの練習をする.哺乳瓶やマグマグ®も積極的に利用する.それができればフォークの練習を行う	手づかみの練習のために,乳児期から固形物を持たせる.誤嚥には注意するが,上手に食べるための指導や口腔周囲の介助はしない.機能の獲得を目指す
	介助のための食具	適当な大きさや深さのスプーンを用いる.コップは使いやすい物を選択する	介助においても,なるべく子どものペースに合わせて行動を引き出す.口唇周辺の介助は嫌がるので行わない

※:自分で食べることを目標とする場合と介助してもらうことが目標になる場合を区別する.

②直接訓練

訓練法	概要	注意点
嚥下訓練	感覚刺激による嚥下訓練を行う.そのためには,子どもが快を感じる刺激を与える	快感はいつも同じではない.そのときの状況で変化するので,子どもとコミュニケーションをとることが大切である
捕食訓練	口唇の閉鎖機能が重要である.食事で口唇を使わないときは,食事以外のときに,指しゃぶりや玩具などから始める	固形物は捕食の練習に最適である.口唇介助は,多くの子どもにとって不快な経験で,能動的動作を引き出すことが難しいので,口唇の介助はしない
すりつぶし・咀嚼訓練	赤ちゃんせんべいなど,容易につぶせる食物を与え,固形物を口の中で処理する練習をする	固い・丸い・小さい物は,誤嚥や窒息の危険がある.処理の限界や自分で口に運ぶことを学ぶ
自食訓練	自分で食べることを練習する.手と口の協調運動も含めて,経験のなかから学ぶ	乳児期から,手で食べることが大切である.大人がよいと思われる食べ方を押し付けず,自分で食べることを目指す
食具食べ訓練	子どもにとって,なるべく簡単な道具から導入する.スプーンよりフォークが簡単である	手づかみ食べをできない子どもが,道具を使用することは難しく,手づかみ食べの練習を十分に行う.スプーンは食べさせてあげるときに用いる
水分摂取の訓練	自分で飲むには,コップより哺乳瓶やストロー付き容器のほうが容易である.スパウト付きパウチパックも自分で飲むことに有用である	コップを自分で持って飲むことは難しい.ストローを歯より奥まで入れることもあるが,そのようなことは経験により修正されるので,気にしなくてよい

F　トータルケアとしての摂食嚥下障害の対応

③間接訓練

訓練法		概要	注意点
脱感作		過敏の除去のため，刺激の少ないことから，その刺激に慣れさせる	子どもの正常の拒否反応を，過敏と誤らないようにする．拒否のときは行うことはほとんどない
鼻呼吸練習		鼻呼吸の練習を行い，呼吸の改善を目指す	子どもが嫌がらないことが前提になる
嚥下促進訓練	歯肉マッサージ	口腔内の刺激を行う．重症児の口腔ケアにつなげる	口腔刺激は，嫌がるのが当然であり，無理して行わない．指しゃぶりや玩具なめなどを優先する
	味覚刺激	氷や飴など，好む物で味覚を刺激する．乳幼児は塩味を好む傾向がある．出てくる唾液を利用し，嚥下の練習になる	なるべく自分で食物を口に持っていくことで，手との協調運動の練習とともに行う 実際には食事を食べることで行う
	サーマルスティミュレーション	綿棒を冷水につけてよく絞り，前口蓋弓をこすり刺激する	乳幼児では，このような刺激は不快感を与えることが多いので，適応はない
筋刺激訓練法	受動的刺激法	介助者が食前に1日2～3回，口唇，頬，舌の各筋に対して，縮める，伸ばすなどの刺激を与える	嫌がることが多く，口腔周囲の刺激を不快と感じることにつながる．子どもが意義を理解できない場合には無理をして行わない
	能動的刺激法	口唇や舌を突き出す，口を開くなど，口腔周辺の体操を行う．声を出して歌を歌う，ラッパを吹く，シャボン玉を飛ばす，会話をするなどを行う	能動的にできることをなるべく引き出す．それは食べることにとらわれる必要はなく，子どもでは楽しく遊ぶことが大切である

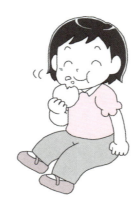

162

ポイント 38

摂食嚥下障害の支援を行うための準備をしよう

Essence
- ☑ 安心できる環境（場所や状況）を作る．
- ☑ 保護者や介助者との信頼関係を構築する．
- ☑ 空腹や口渇などの生理的欲求を理解する．
- ☑ 食事を快適で楽しい時間にする．
- ☑ 子どもが自分で食べる意欲を引き出す．

摂食嚥下障害の支援への基礎作り

　楽しく食べるためには，安心できる環境において，信頼できる人のもとで，空腹と食欲を引き出す五感への感覚刺激が加わることが必要です．このようなことが食べることへの基礎になるので，基盤になることを理解しその上に具体的方法を積み上げることになります（図1）．介助者が手を付けやすいことや持っている知識から始めてはいけません．

　食事を食べることに苦労している子どもへの支援は，まず食欲，生活，環境などの状況を整えることから始まり，子どもの食事に対する意欲を引き出すことで，最大の摂食嚥下機能を発揮できるようにします．通常の生活ではこのようなことは意識されていませんが，食べることに問題をかかえる子どもたちの支援では最初に考えるべきことであり，配慮すべきことが沢山あります．そして摂食嚥下機能を低下させる要素を減らす必要があります．あまりにも当たり前のことであるため忘れられがちな Essence のような項目をチェックする必要があります．

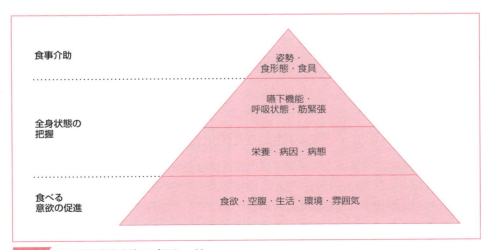

図1 摂食嚥下機能療法のピラミッド
摂食嚥下障害への対応は基盤作りが大切である．

F　トータルケアとしての摂食嚥下障害の対応

しっかりとした基盤を作らず食事介助の方法を考えても，よい結果に導けません.

1.　安心できる環境

食事の指導を行う場所は安心できる場所であることが大切です．あまり気の散らない環境が適していますが，反対に"さあ食事をしましょう"と皆がじっと子どもを見つめるような状況でもいけません．食事に対する適度な意識が望まれます．難しく考えずに家族が食卓を囲む状況が，このような環境です.

2.　介助者との信頼関係

親（保護者）や介助者など，食べさせる人との信頼関係が必要です．食事をたくさん食べさせるための戦いの場としてはいけません．頑張って上手にたくさん食べさせようと思えば思うほど，子どもにも介助者にもストレスがかかります．摂食嚥下障害がある場合は，必要とされる栄養量を摂らなければならないという意識が強くなり，摂取量が少しでも減ると保護者が不安になり，子どもに食事を強要することにつながることもあります．過保護や溺愛，また心配したり否定的な気分になることもあり，このような親の心理的な問題への支援も指導する側の重要な役割です．そして食事は信頼関係やコミュニケーションを育てる時間でもあることを忘れてはなりません.

3.　生理的欲求

いくら条件を整えても，空腹でなければ，食べる機能は十分に引き出されません．水分の摂取には口渇が必要です．そして必ずしも空腹のサインを子どもがしっかり出してくれるわけではありません．そのため介助者が小さなサインを感じ取ることが大切で，コミュニケーションの向上にもつなげます.

4.　快適で楽しい食事の時間

快適で楽しい食事の時間にするためには，阻害する要因を除去するとともに，五感を通して食欲を引き出す快適な刺激が入るようにします．それは各々の子どもで異なるので，子どもが楽しい食事の時間を過ごしているのか，感じることです．体調が悪いときに，食事というプログラムを予定通り行うという対応ではいけません．どのような配慮をしても体調の悪いときの食事は楽しくなりません.

5.　子どもが自分で食べることを経験

子どもが自分で食べる行動を育てることが大切です．乳幼児期は"食べさせてもらう""食べさせてあげる"という関係になりがちです．特に摂食嚥下障害があると，その傾向が強くなります．自分で食べる意欲を最大限に引き出すことを意識した指導が大切です．スプーンで食べさせてあげることが中心的になっていることがありますが，自分の手で食べるということを意識した摂食指導が重要です.

発育期の摂食指導は子どもの能力を引き出す

摂食嚥下障害への対応は成人と乳幼児では大きく異なります．例えば，成人において脳卒中で片麻痺になった人への対応として，頸部の回旋によって食べる方法や摂食嚥下機能療法があります．しかし，乳幼児期に同じように片麻痺になっても，指導や訓練を受けずにいつの間にか食べられるようになります．これは代償する機能や回復する能力が大きいからです．乳幼児の代償能力は非常に大きく，乳児が右片麻痺になったとき，その子どもが元来左利きか右利きかはわからなくなります．子どもの脳の適応する能力は成人には比べ物にならないくらい高い

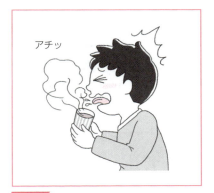

図2 ほぼ無意識のなかでの準備
飲む前から飲み物の温度を認識している．予想外のものであると驚く．

からです．そのため発育期の適応能力と成長力を活かした指導を考えることが大切です．

重症児の摂食嚥下能力を引き出すために

　成人に比べて適応力が高い子どもの摂食嚥下障害への対応は，簡単かというとそのようなことはありません．それは成人より摂食嚥下障害や全身状態・認知の問題が重度であることが多いからです．重症児において学童期から思春期にいたるまでの経過で，すでに各々がそれまでの経験をもとに独自に習得した食べ方をしている場合があります．適応能力が高いためにおこる問題ともいえます．年齢により変化もしてくるので，ここでも総合的な判断が必要になります．

　誰でも自分のペースで適当な量を適当なスピードで食べることによって，最大の摂食嚥下機能を発揮します．重症児も食事を食べるときには自分のペースで食べることが最も食べやすい状況です．最大の機能を発揮させるためには，口腔や咽頭の問題だけでなく，気持ちや体全体のことを考える必要があります．機能的な評価に加えて，介助する側が子どもの気持ちをどれだけ読めるかということが大切です．重症児においても介助する側が理想的な姿勢や食形態を子どもに押し付けるのではなく，子どもの気持ちや動きに合わせて柔軟に対応しましょう．それは上手に食べることではなく，楽しく食べることを目的とした介助法になります．

　私たちが食事を摂るときには，その食物を見たときから，これは温かい物である，水分である，固い物であるなどと判断しています．そして，脳からの指令により口腔や咽頭は食物や水分を受け入れるための準備をします．意識した物と実際の食物との間にずれがあると，私たちは非常に慌てます．熱さのことだけを考えても，お茶を飲むときに手で触れた茶碗が熱ければ温度を推測し，飲むときには慎重にすすります（図2）．このような準備は，通常は意識することなく行われます．「これから食べようね」などと声をかけることは，このような感覚を十分に使えない子どもに，食物を受け入れる準備を少しでも補うことにつなげます．言葉で理解できない場合には，声がけするよりも体で感じられる方法をとることが大切です．形式的に声をかけるのではなく，その目的を考えて行うようにします．

ポイント 39 摂食嚥下障害への対応の開始時期と目標設定を理解しよう

Essence

- ☑ 摂食嚥下障害への支援は早期から行う.
- ☑ まず子どもが食べることの楽しさを感じ,食べる意欲を育てるようにする.
- ☑ 摂食嚥下障害への支援の仕方は,各々の疾患や全身状態や重症度や年齢によって決まる.
- ☑ 最大の目標は,子どもが食べることを楽しめることである.

摂食嚥下障害への支援をいつから始めるか

摂食嚥下障害がある子どもへの対応は,なるべく早い時期から行うことが勧められます.それは経管栄養を行っている場合も同様です.経管栄養は新生児期から開始されることが多く,親(保護者)への説明が最初の対応といえます.早産児や新生児期早期の哺乳障害は,特に基礎疾患や全身状態との関わりが大きく,親に対しては,疾患や状態の説明とともに子どもが哺乳できないことの不安を解消することから始まります.

トータルケアにおける早期支援は,後の摂食嚥下機能を引き出すための基盤を作ることです.そのために,栄養摂取や機能障害に対する親の過剰な不安をなくすことや,その時点における見通しを立てることが大切です.具体的な摂食嚥下障害への支援は,急性期を過ぎて全身状態が落ち着くなかで考えますが,早期訓練という形での機能療法ではなく,育児や生活のなかに組み込むようにします.

早期からの支援のポイントは,①哺乳障害の状況(原因や病態)の把握,②哺乳に対する機能の評価,③口を使うことが楽しいという感覚を伝えること,にあります.さらに,基礎疾患や全身状態が安定したが摂食嚥下機能の問題が大きい場合は,退院に向けて経管栄養が必要になる場合があります.この場合,経管栄養の実施方法の習得と栄養管理が指導されますが,同時に食べることの楽しさを感じることの重要性を理解してもらうことが大切です.このことが後の育児や生活に影響します.重症度によって対応は異なりますが,支援の基本的な考え方は同じです.

摂食嚥下障害への支援の目標

摂食嚥下障害の支援目標は,食べることを楽しむことができ,それによりコミュニケーションなどの発達が促されることになります.たくさん経口摂取できることではなく,食べることを楽しめることが大切です.食べることを楽しめることがより多くの栄養摂取や発育につながり,誤嚥が回避され,摂食嚥下に伴う安全の確保につながります.反対に考えれば,栄養摂取ができず誤嚥を起こす状況では,食べることを楽しめません.そのためには,基礎疾患や個々

表1	経管栄養から脱却するための考え方の基本	
摂食機能評価	状況	初期対応
短期的に抜去可能	自分で飲む・食べることができる	栄養管理を行い経管栄養の抜去
長期的にかかる	食べさせてもらうことができる	自分で食べる意欲を育てる
抜去困難	誤嚥が多い	胃ろうなども含めて，経口摂取以外の方法で食事を楽しむ方法を考慮する

の状況に基づいて目標を立て対応する必要があります．これはトータルケアの基本となる考え方の1つです．

経管栄養を行っている場合の目標は，経管栄養からの脱却がわかりやすい大きな目標です．しかし，すべての子どもたちが短期間で経管栄養から脱却できるわけではなく，さらに目標を達成できないこともあります．そのため，まず予後や見通しを考えることが必要です．予後の判断は経過によって変わることもありますが，トータルケアとしての治療計画を立てるためには，なるべく正確な推定が必要です．

大きく分けると，①短期的に経管栄養から脱却できる場合，②長期間かかる場合，③抜去困難が予測される場合，があります．それぞれについて支援と対応の基本を表1に示しました．状況の把握で最も重要なことは，誤嚥の有無と，自分で食べることを楽しんでいるかということです．自分で食べるということは，乳児なら哺乳瓶で飲むことや手で食物を口に持っていくことになります．嚥下状況の評価は，唾液の処理を子どもの観察するだけででかなりできます．どの程度の量を飲んでいるか，また食べているか，上手に食べさせてもらうことができているかは，下位の評価項目となります．さらに，口唇の動き，舌の動きなどの診察による評価も下位の評価項目であり，子どもの食行動を重視します．これは摂食嚥下障害の重症度の評価と重なりますので，参照ください（p.72 ポイント19表1 参照）．

経管栄養からの脱却ということを考えた場合には，少しでも多くの栄養を摂取することが目先の目標となり，食事を楽しむということが忘れられることが大きな問題です．摂食嚥下障害への対応は，栄養管理や摂食嚥下機能の向上以前に，食事や育児を楽しむ感覚を養うための取り組みであることを忘れてはなりません．すでに食事を楽しむことができない状況となり来院されることもありますが，そのときはどのようにしたら食事の時間を楽しめるかを最初に考えます．食べることを楽しむためには，全量摂取を目標とするのではなく，食物を選ぶなどの広い意味での食行動の拡大を目指すようにします．それは発声，言語やコミュニケーション能力の促進にもつながり，親子の関わりや育児も含まれます．そのために，各々の摂食嚥下機能に応じた計画を立て，治療経過中に進歩や達成感を感じられるような目標を設定することが必要となります．摂食嚥下機能の向上は，子どもの成長・発達，あるいは育児の一部として位置づけられます．

ポイント
40 摂食嚥下障害への支援をどのように行うか理解しよう

Essence

- ☑ 摂食嚥下障害への支援は適応の判断が重要である.
- ☑ 食べることは訓練ではない.
- ☑ 過敏の正しい評価を行う.
- ☑ 自分で食べることを念頭に置いて食具を適切に使用する.
- ☑ 子どもが自分意志で口腔周囲の筋を動かすことが, 摂食嚥下機能を高める.

子どもの生活全体を考えた摂食嚥下障害への対応

摂食嚥下障害への対応は, 子どもの生活や育児, 基礎疾患や合併症などの複合的な病態や状況に対して行う必要があります. このような複雑な摂食嚥下障害への対応は, 適切な方法の選択が重要です. 本に書かれている訓練法があるからその方法を行うことでは機能を伸ばすことはできません. 子どもの生活全体を考えて, 摂食嚥下機能の促進を図ることが必要です.

簡単な例をあげれば, 呼吸障害のあるときにどのような摂食嚥下機能訓練を行っても子どもは苦しいだけで, 成果は上がりません. このような場合は, まず呼吸障害の改善が先になり, 摂食嚥下機能療法を行わないことが正しい選択ともいえます. 実際には, 複数の要因を考えて適切に支援や対応をする必要があり, 対応を誤ればかえって摂食嚥下機能の発達を阻害します.

トータルケアとしての摂食嚥下障害への支援

治療計画を立てるときに注意すべき点は, 介助法や訓練法を中心として考えないことです. "食べる" ということは, 毎日の生活で繰り返されることであり, 子どもや家族にとって非常に重要なことです. そのため, 保護者は摂食嚥下障害への介助法や訓練法に注目し, 指導者から提案された対応プログラムを導入することに非常に積極的です. そして口腔機能や嚥下機能訓練を頑張って行うことで, 全体の支援や治療の方向性を見失うことさえあります. 何とか少しでも支援したいという気持ちが, いつの間にか訓練を行うことが目的になったり, 支援者の満足になったりしてしまいます. その結果, 日々の楽しいことであるべき食事が, 辛い訓練の時間になることも珍しくありません.

食事が楽しい時間であることに焦点を当てた摂食嚥下障害への支援や対応が必要です.

それにはまず, 訓練という考え方を捨てなければなりません. そして, 摂食嚥下機能療法という狭い考えのアプローチではなく, 子どもが楽しく食べる食事のための, 姿勢, 食形態, 食具などを考えるようにします(図1, 図2).

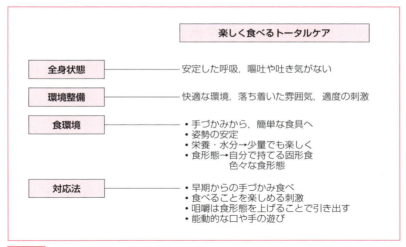

図1 子どもが楽しく食べるための摂食嚥下障害への支援
指しゃぶりやおもちゃをなめられる子どもの支援.

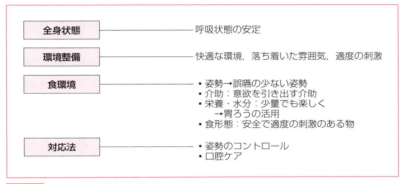

図2 重度の摂食嚥下障害への支援
全量経口摂取することが目標ではなく，胃ろうを活用し，少量を楽しむ計画を立てる.

過敏除去と歯肉マッサージ

　過敏についてまず理解する必要があります．元来，口唇や口腔は非常に敏感な部位です．健康な子どもでも，口唇や口腔を触れられて嫌がらない子どもはいません．むしろこの敏感さがなければ困ります．それは口に入る物が危険であれば，それを見分けて回避する必要があるからです．口は食物を摂取する場ですが，外界と体内が直接つながる場所でもあるので，体を守るために警戒し防御するための回避行動をとることは当然です．

　口唇や口腔を触れられて嫌がることだけで，過敏な状態とはいえません．正常な反応である警戒心を和らげるには，食事において楽しい経験を積み，信頼が得られる状況を作ることが重要です．そして，食事の時間においては，色々な物を感じ，区別し，楽しむということを育てるようにします．私たちは何かを食べるときに，食物を口に持っていくまでに，五感を駆使することにより，それがどのような物であるかを判断します．食べさせてもらう場合は，自分で食べる時以上に食物を確認して注意しながら食べようとします．そのような警戒感は正当な敏感さであり，過敏な状態ではありません．

F　トータルケアとしての摂食嚥下障害の対応

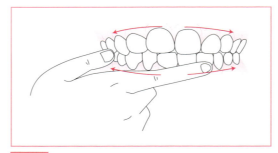

図3　歯肉マッサージ（ガム・ラビング）
方法は口の中を上下左右に4つに分けて行う．指の腹で前歯から奥歯に向かって素早くリズミカルに指を動かし，奥歯に向かうときにこするように刺激する．

　痙直型脳性麻痺などの子どもは口の周りに触れられると，触覚刺激に対して快に感じても，不快に感じても，緊張して四肢を伸展させるなど，強く反応することがあります．このようなときもその刺激を子どもが楽しく感じているか，嫌がっているかを判断することが大切です．楽しく感じているときは，触覚刺激に過剰な反応にならないように慣れていくようにします．

　口唇周囲に圧迫刺激などを継続的に行うと，その刺激に慣れて緊張する反応は減少します．口への刺激を子どもが快く感じていれば，刺激を入れながら，自分で気持ちをコントロールすることができるように練習していきます．それは食べる練習とは分けて考える必要があります．

　自分で指しゃぶりをできる子どもは，自分の手という安心できる刺激には過剰に反応しません．指しゃぶりをするが，他人の手には過剰に反応するときは，その刺激を拒否しているということです．もし口唇周囲への刺激を不快に感じている場合は，嫌がる刺激を無理に入れないようにします．嫌な刺激を継続しても，子どもはその刺激に慣れ，動きを止めるようになります．これは抵抗することを諦めることを学ばせるようなものであり，能動的な摂食嚥下機能を伸ばすことにはなりません．

　歯肉マッサージ（図3）についても同じことがいえます．歯肉マッサージは嚥下運動を誘発させるだけでなく，口腔内の感覚機能を高め，唾液の分泌を促したりする効果を目的として行います．しかし，口腔に他人の指が入ることは，大変嫌なことです．最初に嫌がっていた子どもが，歯肉マッサージを1年行って口腔の過敏がとれたという話を聞くこともありますが，それは嫌な歯肉マッサージに抵抗することを諦めて，無抵抗になったことも考えられます．食べるためには口を使って楽しむことが大切であり，それが最終的な目標です．そのため歯肉マッサージの適応は限られます．

　歯ブラシなどが口に入ると嫌がることを，慣れによって軽減させるために歯肉マッサージは有効です．重症児においては歯肉マッサージを，口腔ケアにつなげる目的で行います．このような場合は，能動的な動きを引き起こすことが目的でなく，受け身で行われる口腔ケアにつなげ，誤嚥性肺炎の予防など，健康管理に役立てます．機能障害が軽く，指しゃぶりや玩具などを口に持っていくことができる子どもは，子どもの能動的な動きを活用することが重要です．受動的な歯肉マッサージの運動に慣れることでは効果が上がりません．

　歯肉マッサージを行うときは，介助者が子どもとコミュニケーションを図り，歯肉マッサージを嫌がっているかどうか判断します．そして子どもの口の大きさに合った施行者の指を口腔内にゆっくりと挿入し，指を動かすことを嫌がらなければ，中央から奥歯にかけてゆっくり動

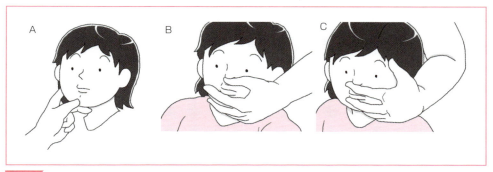

図4　口唇の介助
A：前方からの介助．B：側方または後方からの介助（親指と人差し指で口唇をはさむ場合）．C：側方または後方からの介助（人差し指と中指で口唇をはさむ場合）．

かします．話をしたり歌いながら，リズミカルに行うこともよいことです．嫌がる子どもの口腔周囲や口腔内を無理して触れることは，より状況を悪化させます．歯肉マッサージが嫌であると，食事の時間との混同により食事も嫌になります．日常生活を通した遊びや入浴などの口周囲の感覚刺激とその受容が大切です．訓練ではなく，楽しい感覚刺激の入力にすることです．入力する感覚は，味覚，嗅覚，触覚，視覚，聴覚など，すべての感覚です．

自分で指や玩具を口に持っていける子どもは，口腔内の過敏は基本的にありません．このような子どもで他者の指や物では拒否するときは，その子どもにとって入力された感覚が嫌なことや慣れないことであり，受け入れる気持ちの準備ができていないための自然な反応と考えられます．自分で物を口に入れることができるが歯肉マッサージを嫌がるなら，歯肉マッサージの適応はありません．それを無理して行っても拒否がより強くなるので，嫌がらないことから始めます．能動的に行うことができる指しゃぶりや玩具なめなどから拡げます．

口唇介助の問題点

口唇閉鎖は，摂食嚥下機能においてきわめて重要で，上手に飲み込むためには必要な機能です．最初に安静時の口唇閉鎖を評価することから始めます．口唇閉鎖が不十分であると，その対応として口唇を介助して口唇閉鎖を促すことが行われることがあります（図4）．しかし，歯肉マッサージと同様に口唇を介助されることも子どもは嫌がります．口唇もきわめて敏感なところであり，実際に私たちが食事中に口の周りを触れられていたら，不快以外の何物でもありません．そのため受動的な口唇介助で子どもの能動的な口唇閉鎖を引き出すことは難しいと考えます．

口唇閉鎖には，自ら口唇閉鎖をする動作を引き出すことを行う必要があります．それは，口唇で玩具をなめることや，ストローや玩具のラッパを吹くことなどです．このようなところから口唇閉鎖機能を向上させ，それを食事中の口唇閉鎖につなげることが大切です．

哺乳時には口唇閉鎖をしないで食物を飲み込むような状況（いわゆる乳児嚥下）がみられます（表1）．成長とともに成人嚥下に変わりますが，食形態が摂食嚥下機能に合わない場合に，無理な食物の摂取法として舌突出・逆嚥下という飲み込み方法を獲得することがあります．成人では獲得することの難しい飲み込み方法ともいえます．上手な摂食嚥下には口唇閉鎖が重要ですが，口唇を閉鎖しないで飲み込むということは，筋緊張の亢進，協調運動ができないときに

F　トータルケアとしての摂食嚥下障害の対応

表1	乳児嚥下と成人嚥下の違い	
	乳児嚥下	成人嚥下
呼吸	呼気と同期するが，呼吸停止はほとんどない	呼吸を停止して行う
口唇・顎	顎が開き，上下口唇も開いている	口唇を閉鎖して嚥下する
舌尖の位置	舌尖は下顎歯槽堤と乳首の間	舌尖は口蓋に押しつけて固定

おこります．まず原因を考えて，改善するための方法をとる必要があります．しかし，すべてが解決できるものではありません．子どもによっては，障害された機能を補うべく，残された機能を用いて通常とは異なる嚥下方法を獲得しているともいえます．その場合は，安全に飲み込めているか，子ども本人にとって苦痛はないかということを評価をします．上手な食べ方を目指す必要がない，といっているのではありません．子どもが姿勢をよくして，顎を引いて口唇閉鎖して上手に食べることが難しいことがあり，それを目指すために楽しい食事が失なわれないようにしなくてはなりません．

食具

　主な食事の道具には，人工乳首，スプーン，フォーク，ストロー，箸，コップなどがあります．これらは食物を口に運ぶ道具です．食物を入れる容器としては，哺乳瓶，ストロー付きの容器，コップ，茶碗，皿などがあります．これらを使うことは，口腔機能と上肢・手の協調運動と関係していきます．

1. 乳首と哺乳瓶

　生まれて最初に接するものは母親の乳首です．赤ちゃんにとって母親から母乳を飲めることが最も良いのですが，基礎疾患がある子どもには，人工乳首と哺乳瓶，そして哺乳障害を伴う場合は経管栄養が必要になることもあります．人工乳首は，母親の乳首の代用になります．人工乳首には大きさや形状などの違いがありますが，機能障害がなければ大きな差はありません．摂食嚥下障害がある場合は，乳首の穴の大きさや早産児では口腔の大きさに合わせた乳首，口蓋裂児に対する特殊な形態の乳首も必要に応じて考えます（p.131 ポイント32 表1 参照）．

　乳児期後半になると哺乳反射は減弱し，哺乳時にも遊びが始まります．哺乳瓶に対して興味があれば，哺乳瓶を自分で支えることを手伝ってあげます．哺乳瓶を持つ経験は，手を使うことにつながります．そして手で食物を口に持っていくことを経験させます．

2. ストロー，スパウト付きパウチパック

　摂食嚥下障害のある子どもにおいてもストローやスパウト付きパウチパックの活用を考えます．特に哺乳が順調に進む子どもでは，このような道具に変換していくことも方法です．ストローで飲めるのは1歳半頃ですが，最初はマグマグ®あるいは紙パック飲料などについているストローを使用します．ストローを唇で挟み，先端を舌のところまで入れずに飲むのが上手な飲み方（p.121 ポイント29 図8 参照）ですが，そのようなことを気にする必要はありません．最初は上手に飲めませんが，徐々に進歩し上手になります．むせが強いと飲むことが苦痛になるので，無理はできません．摂食嚥下障害のある子どもに必ずしも簡単ではないストロー

にチャレンジさせる理由は，ストローなどで飲めることは，他の物が食べられなくても栄養摂取や水分摂取ができることにつながり，経管栄養を行っている場合には，自立した経口摂取になるからです．また口にはさむことで使用するストローは，口唇閉鎖につながります．

摂食嚥下障害が中等度以上の場合は，ストローでの摂取は困難です．吸うことはできないが嚥下機能がよい場合には，介助者が押し出せる容器を用いることを考えます．例えば，ゼリー状の物が入ったスパウト付きパウチパックの飲料です．水分よりゼリー状の食物が飲みやすい子どもも多いので，誤嚥しにくい物を選択します．姿勢や口唇機能，上肢機能などを考慮して，少しでも自分で食べることや飲むことに近づける方法を見出すようにします．

3．コップ

コップから適量の水分を口に取り込むことは，口と上肢の高度な協調が必要になり，コップから飲むことや飲ませてもらうことは難しいことです．そのため早い時期から積極的に進める必要はありません．側面の一部分をカットしたコップ（p.120 ポイント 29 図 5）は，介助しやすくする工夫であり，飲むことの難しさに変わりありません．実際に私たちが介助されてコップで飲ませてもらっても，上手に飲むことは難しく，緊張するために疲れてしまいます．飲むときに口唇を介助されることは不快であり拒否につながります．哺乳瓶やマグマグ®などの受け入れが良ければ，受け入れの良いものを使います．また，食事以外の指しゃぶりや玩具をなめることなどで，上口唇の機能を引き出すことが，コップからの上手な水分摂取につながります．

コップから自分で少し飲めるようになっても，コップを投げたり，こぼしてしまうことは日常的に起こります．子どもにコップを持つことを任せられるようになるまでには，さらに時間がかかります．放り出されてもあまりこぼれない，マグマグ®などのストロー付きのコップやスパウト付きパウチパックは，子どもに任せやすい容器です．

4．スプーンとフォーク （p.117 ポイント 29 参照）

スプーンは，離乳期に最も使用される道具です．スプーンを自分で上手に使えるのは健常児でも 1 歳以降なので，乳児期におけるスプーンは，食べさせるための道具になります．食べさせるための道具としてのスプーンの形状は，ボールの部分が深くなく，サイズが大きすぎない物がよいでしょう．介助するときは，口の奥まで入れすぎず，自分での取り込みをなるべく待ちます．

摂食嚥下障害がある年少の子どもにとってスプーンは食べさせてもらう道具であり，最初から簡単に使える道具ではありません．しかしながら，離乳食のようなペースト状の物を食べさせるためには，スプーンになります．そこでスプーンで食べさせてあげるときも，子どもが自分で食べることを意識させることが大切です．そのためには，食べられる固形物を手に持たせることと同時期に進めます．

自分で食べるためには，スプーンよりフォークが簡単な道具です．それは，スプーンを使うには，上手にすくい，こぼさずに口まで運ぶことのできるという高度な上肢機能が必要だからです（表 2）．ただし，フォークが使える食物は，刺すことができる固形物に限ります．スプーンでもフォークでも道具を使って口に持っていく練習は大切ですが，その前提となる機能は手づかみで食物を口に持っていけることです．手で口へ運ぶことができてから，道具を使って食べることに進みます．道具を使うということでは，スプーンやフォークの先についたペースト状の食物をなめて楽しめることから始めることもあります．指しゃぶりや玩具をなめるこ

F　トータルケアとしての摂食嚥下障害の対応

表2　スプーンで食べることの難しさ

1. スプーンを上手に握る
2. 食物を上手にすくい，口へ運ぶための上肢の動き
3. スプーンを口腔内に上手に入れる
4. スプーンからの上手な取り込み

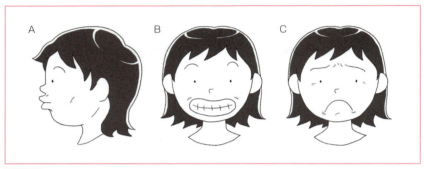

図5　能動的な口唇運動
A：口をすぼめる（口先をとがらせて前方に突き出す動き）．B："イー"とした顔．C：口を"へ"の字にした顔．

とができる子どもは，スプーンやフォークの先についたおいしい物を味わえるはずです．指しゃぶりや玩具をなめることができるにもかかわらず口に食物が入ると嫌がる子どもがいます．このような場合は，口に物が入ることに対して嫌な経験をしてきたためと考えられます．まず口に食物が入ることが危険ではないことを経験する必要があります．

筋訓練法

　自ら筋訓練を行う意志のある場合には，筋訓練法はよい方法です（図5）．子どもでも，使用しない筋肉は廃用性に萎縮するので，筋肉を使うことは大切です．大人では嚥下体操などが行われ，摂食嚥下機能の維持に有効と考えられています．しかし，子どもの摂食嚥下障害においては，筋訓練法を自分の意志で積極的にできることはほとんどなく，受動的な訓練になります（図6）[1]．

　筋訓練法において，口の周囲に他動的に力を加えると，その抵抗で筋肉を動かします．しかし，それでは口を使うことを楽しめません．子ども本人がそれを意識して行う能動的な練習が望まれます．自分の意志で筋訓練ができる子どもにおいて食べられない状況があるとすればその原因の多くは行動・心理的要因であり，対応の方向が異なります（p.144 ポイント34 参照）．乳児や幼児期早期，重症児において，能動的な筋訓練を行うのは困難です．それよりも，日常生活のなかで色々な物を口で感じることを楽しむことで，筋訓練法以上の効果が得られるはずです．食べること以外にも，笑う，泣く，声を出すことにより口腔周囲の筋肉は動きます．私たちが口を最も動かすのは，食べることと声を出すことです．食べることができなくても，声を出すことでかなりカバーできます．指しゃぶりや玩具をなめることはさらに食べる動作に近付きます．訓練ではなく口や顔を使う遊びを行い，それが食べることにつながるようにします．ストローで泡を作ることや，ラッパなどを吹くことなどは，楽しく能動的に行うことになり，効果があると考えます（図7）．

174

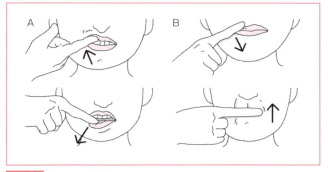

図6　受動的な口唇訓練
口唇をつまむ, 膨らませる. 縮める(A), のばす(B)ことで受動的に刺激する.
〔尾本和彦：摂食機能訓練. 金子芳洋（編）：食べる機能の障害 その考え方とリハビリテーション. 医歯薬出版, 117, 1987. より引用・一部改変〕

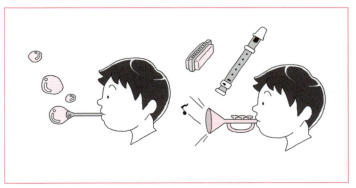

図7　能動的な練習法

文献

1) 尾本和彦：摂食機能訓練. 金子芳洋(編)：食べる機能の障害 その考え方とリハビリテーション. 医歯薬出版, 117, 1987.

F　トータルケアとしての摂食嚥下障害の対応

Column ⑮
チームアプローチとその問題点

　摂食嚥下障害に対するアプローチとしては，医師，歯科医師，言語聴覚士，看護師，歯科衛生士，栄養士，理学療法士，作業療法士，保育士，教師などの職種が関わります．また，保護者，主治医が関与し，年齢と場所に応じた適切な対応をとります．しかし，各々が独立して働いては適切な対応ができません．そのために，チームアプローチが必要となります．

　しかしながら多職種が関わるチームアプローチ(図)は，意図しなくても分担になってしまうという面があります．多職種参加型チームモデル(multidisciplinary team model)から相互乗り入れチームモデル(transdisciplinary team model)への転換をはかることが重要で，色々な職種が関わるなかでのトータルケアを考えるには，全体を把握しマネージメントをする人が必要です．そのマネージメントをする人は，摂食嚥下障害という部分のみをみるのではなく，育児から外科的対応まで幅広く把握し，そのなかに摂食嚥下障害への支援や対応を組み入れることで，全体を把握したトータルケアという考えに基づいたチーム医療を行います．

　子どもの場合，特に重要なことは，子育てに対する知識と経験，そして基礎疾患に対する理解です．このような共通となる基盤のうえに摂食嚥下障害への対応を行うことが望まれます．

　どのようなアプローチにおいても，対応や支援の短期目標と長期目標を立て，そのゴールを目指して進むことになります．その過程は個別性が高いかもしれませんが，各時点において最も重要な問題と考え方を共有して，子どもの意欲を引き出していくことです．

　食事は，家庭，地域社会，文化などとの関係性も強く，食行動には社会性やコミュ

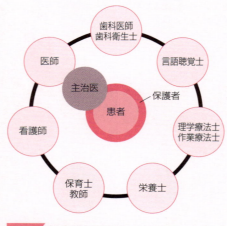

図　摂食嚥下障害におけるチームアプローチのイメージ

176

ニケーション,教育も含まれます.そして,子どもが地域社会で生きていくための手助けをすることが目標になります.いずれにせよ,対応の中心は家族であり,その生活や知識,価値観などを考慮して,家族と相談しながら治療計画を立てていくことになります.

　摂食嚥下障害がある子どもたちの生活の場は,少しずつ広がってきています.食事はあまりに日常的なことであり,さまざまな場所(家庭,病院,療育施設,学校,地域など)での対応が必要になります.このように考えると,子育てに関わる人の中で摂食嚥下障害に広く正しい知識をもつ人が広く増えることが必要になります.

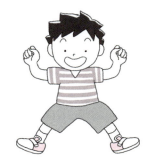

Index

欧文・数字

4 期モデル ……………………………… 52
antidiuretic hormone (ADH) ………… 23, 39
apparent life threatening event (ALTE) …… 90
best swallow ……………………… 85, 101
Bichat の脂肪床 ……………………… 24
body mass index (BMI) ………… 30, 31
complementary feeding ……………… 17
Cornelia de Lange 症候群 ……… 75, 134, 146
Costello 症候群 ……………… 75, 134, 146
Crouzon 症候群 …………………… 135
Down 症候群 ………………… 75, 129
Duchenne 型筋ジストロフィー症 ……… 76
gastro-esophageal reflux (GER) ……… 88
gastro-esophageal reflux disease (GERD)
………………………………… 76, 88, 140
GERD の治療 ………………………… 92
healthcare-associated pneumonia (HCAP)
……………………………………… 101
His 角 ………………………………… 89
Hotz 型口蓋床 ……………………… 130
lower esophageal sphincter (LES) …… 88, 151
multidisciplinary team model ……… 176
Nissen 手術 ………………………… 92
non-invasive positive pressure ventilation
(NPPV) …………………………… 124
non-nutritive sucking ………………… 13
Prader-Willi 症候群 ……………… 76, 128
rapid turnover protein (RTP) ………… 34
repetitive saliva swallowing test (RSST) …… 80
Revised Japanese Version of Denver
Developmental Screening Test (JDDST-R)
……………………………………… 6
Robin シークエンス ………… 130, 131
Russell-Silver 症候群 ……………… 135
SD 曲線 ……………………………… 26
Stickler 症候群 …………………… 130
sudden infant death syndrome (SIDS) …… 17
transdisciplinary team model ……… 176
Treacher-Collins 症候群 …………… 133
ventilator-associated pneumonia (VAP) …… 100
video fluoroscopic examination of swallowing
(VF) ……………………………… 82
Werdnig-Hoffmann 病 …………… 76, 128

worst swallow ………………… 85, 101

和文

あ

愛着形成 …………………………… 54, 63
亜鉛 ………………………………… 34, 39
赤ちゃんせんべい …………………… 112
悪用菌 ……………………………… 47
アデノイドの肥大 …………………… 124
アルブミン …………………………… 34

い・う

易感染 ……………………………… 141
育児用ミルク ………………………… 16
異常呼吸 …………………………… 126
胃食道逆流現象 ……………………… 88
胃食道逆流症 ………… 76, 88, 140
一次救命処置 ……………………… 156
溢乳 ………………………………… 88
胃ろう ………………………… 94, 96
咽頭 ………………………………… 25
　　──エアウェイ …………………… 124
　　──残留 ………………… 83, 86
うがい ……………………………… 106

え

永久歯 ……………………………… 25
衛生的手洗い手順 …………………… 154
栄養過剰 …………………………… 146
栄養障害 …………………………… 141
栄養素欠乏 ………………………… 68
栄養必要量 ………………………… 36
嚥下造影検査 ……………………… 82
嚥下促進訓練 ……………………… 162
嚥下調整食 ………………… 113, 114
嚥下内視鏡検査 ……………………… 86
遠城寺式乳幼児分析的発達検査表 ……… 6

お

大島の分類 ………………………… 138
押しつぶし食 ……………………… 113
おしゃぶり ………………………… 15
オトガイ部 ………………………… 64

か

改訂日本版デンバー式発達スクリーニング検査 …… 6
改訂水飲みテスト …………………… 80
下顎 ………………………………… 131

——呼吸 126
肩呼吸 126
過敏除去 169
下部食道括約筋 88, 151
下部食道括約筋圧の低下 150, 151
噛み合わせ 11
カルニチン 39
カルバマゼピン 39
間食 43
間接訓練 162
感染予防 154
陥没呼吸 123, 126

き

奇異呼吸 123, 126
気管カニューレ 87
気管切開 125
気質 61
基礎疾患 4, 26, 30
逆流性食道炎 88
吸引チューブ付き歯ブラシ 107
嗅覚 15
吸啜 13
　　——圧波形 13
　　——窩 12, 24
　　——反射 13, 15, 63
教育 59
拒食 76
筋緊張の亢進 141
筋訓練法 174
筋強直性ジストロフィー症 76, 128
筋刺激訓練法 162
筋弛緩 151
　　——薬 151

く・け

空腹 40, 44
グレリン 44
経管栄養 147, 167
　　——のリスク管理 156
形態的発達 40
経腸栄養剤 38, 97
　　——の特徴 97
経鼻経管胃栄養法 94
経鼻経管十二指腸・空腸栄養法 94
頸部聴診法 80
血糖 41, 44

ゲル化剤 114

こ

構音 11
口蓋裂 75, 130, 131
口腔ケア 101, 105
口腔内乾燥 151
口腔内構造 24
口腔ネラトン法 94
咬合 11
口唇介助 171
口唇訓練 175
口唇閉鎖 171
向精神薬 150
拘束性換気障害 124
喉頭蓋 24
喉頭気管分離術 143
喉頭侵入 83
喉頭軟化症 86, 139
行動・心理的問題 76, 145
咬反射 105
抗利尿ホルモン 23, 39
誤嚥 85, 99, 138, 143, 155
　　——性肺炎 85, 99, 138
　　——防止術 143
コーヒー残渣様 140
呼吸障害 36, 123, 138
呼吸理学療法 101
固形食 65
骨折 142
コップ 117, 172
骨密度 142
コミュニケーション 56, 58, 65

さ・し

座位保持椅子 85, 110
座位保持装置 85
シーソー呼吸 126
視床下部外側野 44
視床下部腹内側核 44
自食機能 9
ジスキネジア 150
姿勢 109
施設関連肺炎 101
舌 67
　　——ブラシ 107
歯肉の増殖 151

179

歯肉マッサージ	107, 162, 169, 170
自閉スペクトラム症	69, 146
社会性	43, 55
重症心身障害児	124, 138, 143
重症度	72, 125
受動的刺激法	162
授乳	63
消化吸収障害	136
小顎	75, 131
情緒	61
上部消化管造影	89
──検査	89
食具	117, 172
食形態	112, 159
食行動	40, 54, 56, 176
食習慣	41, 55
食事摂取基準	29
褥瘡	142
食道 pH モニタリング	90
食道裂孔ヘルニア	89
食物アレルギー	22
食物繊維	32
食欲	44
触覚	15
人工呼吸器関連肺炎	100
身長	26
心理的要因	80
唇裂	130

す

水分	35
──摂取量	35
スクラブ法	108
ステップ治療	147
ストレス	45, 60, 62, 144
ストロー	118, 172
スパウト付きパウチパック	118, 172
スプーン	13, 117, 172
──の形状	118
──の把握と操作	119
スポンジブラシ	106
刷り込み現象	42

せ・そ

生体リズム	56
成長曲線	26
声門閉鎖機能	86

舌固定術	132
舌根沈下	124, 131, 139
摂食嚥下	62
──機能	9, 12, 62
──機能の評価	4
──障害	62, 73, 138, 163, 166
摂食中枢	44
セレン	30, 39
染色体異常	75, 129
全身状態	123
先天異常	75, 129
先天性筋ジストロフィー症	76, 128
先天性食道閉鎖症	136
先天性ミオパチー	76
造影剤	83, 84
相互乗り入れ型チームモデル	176
早産児	16, 75
咀嚼	70

た

体位排痰法	102
体重	26
唾液	72
多職種参加型チームモデル	176
脱感作	162
脱水	35, 39
食べる意欲	7
食べる機能	40, 54
──の評価	78
段階的フードテスト	80
探索反射	13, 15, 63
短鎖脂肪酸	50
短腸症候群	136
ダンピング症候群	96, 156

ち・つ

チームアプローチ	176
乳首	12, 172
窒息	155
超音波検査	80
腸内フローラ	47, 140
腸ろう	94
直接訓練	161
つぶし全粥	114
津守・稲毛式乳幼児精神発達質問紙	6

て・と

低出生体重児	75

低浸透圧性非イオン性ヨード系造影剤 …………… 84
手づかみ ………………………………………… 15, 117
電解質バランス ………………………………………… 39
てんかん ………………………………………………… 141
デンタルフロス ……………………………………… 108
銅 ………………………………………………………… 39
トータルケア ……………… 1, 4, 158, 166, 168
特殊ミルク ……………………………………………… 30
突発性危急事態 ……………………………………… 90
ドパミン ………………………………………… 41, 150
吐物 ……………………………………………………… 140
トランスサイレチン …………………………………… 34
トランスフェリン ……………………………………… 34
努力呼吸 ……………………………………………… 126
とろみ …………………………………………… 114, 159
トロミ調整食品 ………………………………… 98, 114

な・に・の
内視鏡検査 ……………………………………… 86, 133
軟化症 …………………………………………………… 87
日本人の食事摂取基準 ……………………… 29, 33
乳酸菌 …………………………………………………… 48
乳児嚥下 ……………………………………………… 171
乳幼児経管栄養依存 ………………………………… 76
乳幼児食行動発達障害 …………………………… 144
乳幼児突然死症候群 ………………………………… 17
脳性麻痺 ………………………………………………… 75
脳腸相関 ………………………………………………… 47
能動的刺激法 ………………………………………… 162

は
歯 ………………………………………………… 24, 70
パーセンタイル曲線 ………………………………… 26
背部叩打法 …………………………………………… 155
バクテリアル・トランスロケーション …………… 136
発育期 …………………………………………………… 71
発達期嚥下調整食 …………………………… 114, 115
発達の評価 ……………………………………………… 6
歯並び ………………………………………………… 11
歯ブラシ ……………………………… 105, 108, 122
歯磨き ………………………………………… 105, 108
　──ペースト ……………………………………… 122
半固形食 ……………………………………………… 98
反復性肺炎 …………………………………………… 88
反復唾液飲みテスト ………………………………… 80

ひ
鼻咽腔閉鎖不全 ……………………………………… 86

非栄養的吸啜 ………………………………………… 13
ビオチン ………………………………………………… 30
微少誤嚥 ………………………………………………… 99
非侵襲的陽圧換気 …………………………………… 124
ビタミン ………………………………………………… 38
　──K …………………………………………………… 32
被曝 ……………………………………………………… 85
ビフィズス菌 ……………………………………… 47, 48
鼻翼呼吸 ……………………………………………… 126
微量元素 ………………………………………………… 38
貧血 …………………………………………………… 141

ふ
フェニトイン ………………………………………… 151
フォーク …………………………………… 117, 118, 172
不快な経験 …………………………………………… 145
不感蒸泄 ………………………………………………… 35
不顕性誤嚥 …………………………………………… 99
蓋付きコップ ………………………………………… 9, 10
プレアルブミン ………………………………………… 34
フロッピーインファント …………………………… 127
噴門形成術 …………………………………………… 92

へ
閉塞性換気障害 …………………………………… 124
ペースト状 …………………………………… 112, 159
偏食 …………………………………………………… 146
便秘 …………………………………………………… 140

ほ
保育所 …………………………………………………… 56
補完食 …………………………………………………… 17
保護者 ………………………………………… 62, 64
ボツリヌス毒素 …………………………… 141, 151
哺乳 ……………………………… 12, 16, 63, 64
　──の確立 …………………………………………… 63
哺乳瓶 ……………………………… 117, 118, 172
母乳栄養 ……………………………………………… 16

ま
まとまりペースト …………………………………… 114
マンガン ………………………………………………… 39
満腹 …………………………………………… 40, 44
　──中枢 ……………………………………………… 44

み・む・め
味覚 ………………………………… 15, 41, 67, 70
　──異常 …………………………………………… 151
味覚刺激 ……………………………………………… 162
　──による嚥下誘発テスト ……………………… 80

181

味覚の嫌悪学習	69	よだれ	72
ミキサー食	98	**り・れ**	
味蕾	70	リスク管理	153
ムース	114	離乳食	17, 56, 112
迷走神経	47	——の準備	21
免疫グロブリン	16	——の進め方	20, 21
や・ゆ・よ		硫酸バリウム	84
薬物	150, 152	リラクゼーション	102
有用菌	47	臨床評価	78
指しゃぶり	11, 72	レチノール結合蛋白	34
ヨウ素	30, 34, 38	レプチン	44
ヨード	84		

- **JCOPY** 〈㈳出版者著作権管理機構 委託出版物〉
  本書の無断複写は著作権法上での例外を除き禁じられています．
  複写される場合は，そのつど事前に，㈳出版者著作権管理機構
  （電話 03-5244-5088，FAX03-5244-5089，e-mail：info@jcopy.or.jp）
  の許諾を得てください．
- 本書を無断で複製（複写・スキャン・デジタルデータ化を含みます）
  する行為は，著作権法上での限られた例外（「私的使用のための複
  製」など）を除き禁じられています．大学・病院・企業などにお
  いて内部的に業務上使用する目的で上記行為を行うことも，私的
  使用には該当せず違法です．また，私的使用のためであっても，
  代行業者等の第三者に依頼して上記行為を行うことは違法です．

トータルケアで進める

子どもの摂食嚥下サポートガイド
「食べる」を育む 40 のポイント　　　　　　　　　　ISBN978-4-7878-2421-9

2019 年 9 月 30 日　初版第 1 刷発行

旧書名　トータルケアで理解する
　　　　子どもの摂食嚥下リハビリテーション
　　　　食べる機能を支援する 40 のポイント
　　　　2013 年 9 月 26 日　初版第 1 刷発行

著　　者	田角　勝
発 行 者	藤実彰一
発 行 所	株式会社　診断と治療社
	〒 100-0014　東京都千代田区永田町 2-14-2　山王グランドビル 4 階
	TEL：03-3580-2750（編集）　03-3580-2770（営業）
	FAX：03-3580-2776
	E-mail：hen@shindan.co.jp（編集）
	eigyobu@shindan.co.jp（営業）
	URL：http://www.shindan.co.jp/
表紙デザイン 本文イラスト	松永えりか
印刷・製本	広研印刷 株式会社

©Masaru TATSUNO, 2019. Printed in Japan.　　　　　　　　　　［検印省略］
乱丁・落丁の場合はお取り替えいたします．